コロナから身を守る
最効の野菜スープ

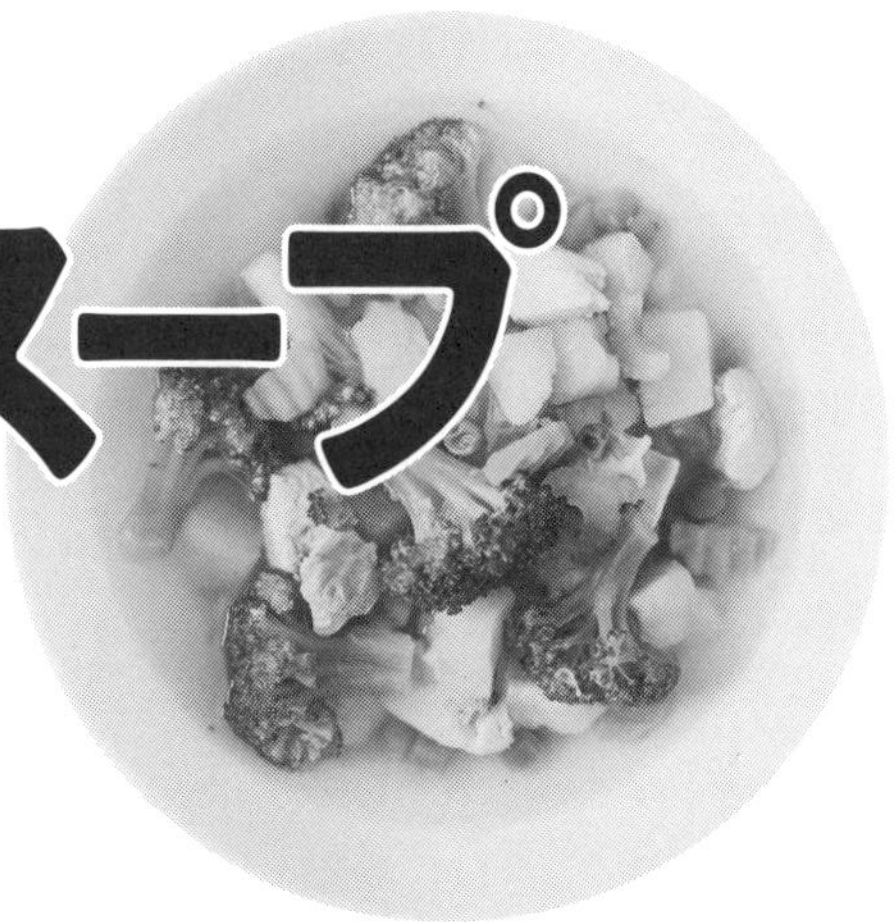

熊本大学名誉教授・
東北大学特別招聘プロフェッサー
バイオダイナミックス研究所理事長
前田 浩

GENTOSHA
幻冬舎

はじめに――ウイルスに負けない体をつくるには

２０１９年12月から始まった新型コロナウイルス感染症の流行は、収束の兆しが見えません。健康面だけでなく、社会・経済にまで及ぶ影響は深刻・甚大です。重篤な感染者は、肺炎により死亡に至るため、高齢者や既往症のある人達を恐怖に陥れています。

実は、コロナウイルスには分かっているだけでいくつもの種類があり、軽い風邪の症状だけのものから、２００２年から流行したＳＡＲＳ（サーズ、重症急性呼吸器症候群）や２０１２年に発生したＭＥＲＳ（マーズ、中東呼吸器症候群）など多くの人が亡くなったものまであります。

おそらく、今回のウイルスもコロナウイルスの一種で、しかも新型だったため、正体が何か分からないという恐怖が、様々なパニックに拍車をかけたものと思われます。

時間がたつに連れ、ウイルスについて分かってきたこともありますが、新型コロナの専門家会議の報告やメディアの報道には今一歩踏み込んだ問題追及がなく、私は物足りなさを感じています。

例えば、日本人のコロナ感染患者の死亡率が、欧米に比べて１００分の１～10分の１と極めて低いことが不思議に思われていますが、なぜ日本ではこれほどまでに死者が少なくて済んでいるのでしょう（次頁の表参照）。

あるコメンテーターは靴を脱ぐ生活習慣や手洗い、公衆衛生の概念が浸透しているからだと言っていましたが、それだけでしょうか。もっと決定的な違いがあるのではないでしょうか。

新型コロナウイルス(COVID-19)による100万人あたりの死亡者数

人(Deaths/1M pop)

ベルギー	1,762	ブラジル	986	インドネシア	96
イタリア	1,367	イラン	673	エジプト	84
イギリス	1,320	南アフリカ	627	日本	36
アメリカ	1,231	ドイツ	573	オーストラリア	35
スペイン	1,150	カナダ	478	韓国	25
フランス	1,082	ロシア	456	シンガポール	5
メキシコ	1,089	トルコ	285	中国	3
スウェーデン	1,019	インド	110	台湾	0.3

出典:worldometer(https://www.worldometers.info/coronavirus/)2021/01/19付

２０２１年1月18日、新型コロナによる日本人の全死亡者数は４５００人です（厚労省）。２０１８年の厚労省のデータでは、日本では肺炎による死亡者は計約13万人（誤嚥性肺炎約４万人を含む）、結核は約2千人、インフルエンザは約3千人程です。

それらと比較し、誤解を恐れずにいうと、現在、最も関心の強いコロナによる死亡者数は、初めに想像したほど恐れる必要はないといえます。まず何より、生き死にの問題が重要ですから。

現在、第三波がきているといわれています。いまだできていない対策を洗い出し、これまで出た多くの情報を精査する必要があると思いますが、まずは、ウイルスの現状を科学的に分析し、冷静に対応することが、これからのためにも大切ではないかと考えています。

と同時に、長期戦になる以上、コロナに打ち勝つ身体を作っておく必要があります。それに大きく寄与するものが、誰でも簡単に作れる野菜スープなのです。なぜ野菜スープがいいのか、本書で詳しくそのメカニズムを紹介します。

そもそも私の専門は細菌学、微生物学、ウイルス学です。

インターフェロン（動物の体内で分泌される、ウイルスの増殖を抑えるタンパク質）の研究に没頭し、微生物、特に放線菌というカビに近い微生物に抗ガン物質を産生しているものがいないかも探索していました。そして、菌株の一つが、強力な抗ガン物質を生成することを突きとめたのです。タンパク質を研究してきた私は、放線菌由来の高分子抗ガン物質の研究をさらに進めました。

そしてハーバード大学のガン研究所で研究を続け、数年後に帰国、熊本大学に移り、世界初の合成高分子を繋《つな》いだタンパク質の抗ガン剤を作りました。それが「スマンクス」です。

スマンクス以前の抗ガン剤は、ガン細胞だけでなく健康な細胞をも攻撃してしまうため、副作用が問題となっていました。従来の低分子の薬剤は、ガン組織よりも、全身に均一、かつ健常な組織に多く集まってしまう性質があったのです。

スマンクスはガンの組織だけを、ミサイルのように攻撃するべく設計しました。

ガンの組織には大きな分子（高分子）が集まりやすいということを発見し、必ず副作用の少ない抗ガン剤の開発に応用できると確信しました。タンパク質の抗ガン剤に、さらに合成高分子を結合した薬剤の合成に成功したわけです（１９７９年）。

そして全く新しい抗ガン剤を開発する過程で、そもそもガンはなぜできるのか、ガンと炎症の関係、ウイルスと炎症の関係、そしてこれらに大きく関わっている「活性酸素（スーパーオキサイド、ＲＯＳ）」の影響を知りました。

当時私の研究室ではガン以外に、細菌やウイルス感染でどうして病気が発生するのかという研究も続けていました。その一つがインフルエンザウイルスの感染症発現のメカニズムです。マウスにウイルスを感染させたとき、実はウイルスそのものの毒性よりも、活性酸素が肺炎などの発病の原因になることを発見したのです。

ならば大量に発生した活性酸素がＤＮＡを傷つけ、ガン化の原因になるのではないか、すなわち活性酸素を抑えることができれば、ウイルスにもガンにも打ち勝てるのではないかと考えました。活性酸素を抑える、抗酸化作用のある物質探しを始めたのです。

そうして色々と試みた結果、抗酸化作用の宝庫は野菜だということに気づきました。しかも、効率良くたくさん摂《と》るには野菜スープがベストだという結論も得たのです。

抗ガン剤、抗炎症剤などの薬で病気を治すのももちろん科学の進歩ですが、そもそも病気にならなければいいわけで、なんとこんなに身近にある食材で、誰でも作れる「野菜スープ」が効果的だったのです。

今後も長期戦になるであろう新型コロナとの闘いには、免疫力を高め、身体の中からウイルスに打ち勝つことが必要です。本書が、切迫するコロナ危機撃退の一助となれば幸いです。

コロナから身を守る **最効の野菜スープ** 目次

Part 2 超簡単！ 野菜スープはウイルスから身を守る最強食

Part 3
なぜ重症化するのか、なぜ日本の死者は少ないのか

Part 1

かからない、うつさない新型コロナ対策

ウイルスの暴露量を増やさないための3つの基本

このたった百年の間に、世界は高速大量輸送の時代へと移り変わってきています。多くの人達が気軽に海を越え、山を越え、数百キロも離れた土地へ、驚くべき速さで移動できる時代になったのです。アフリカや南洋の熱帯地方のウイルスも、温暖化した北半球に拡がりつつあります。

生産物の交流や、観光という新しい産業の発展は好ましいものですが、それだけでなく感染症という厄介なものも、高速で大量に国境を越えて運ばれてくる時代になってしまいました。

２０１９年末、中国・武漢市で発生した新型コロナウイルスが、短期間に世界中に蔓延したのも、このボーダレス社会、高速大量輸送時代が生んだ弊害といえるのかもしれません。こうしたことはＳＡＲＳやＭＥＲＳ、鳥インフルエンザなどのときも大きな問題となりました。

いずれも発熱と呼吸器症状が主で、重症化すると死に至ります。特に既往症のある人、高齢者や免疫力の落ちた人、メタボの人は要注意。肺炎を起こすと致命的になりかねません。

大きな流行にはなっていないので分かっていませんが、海外から持ち込まれる新しい病気は他にもあるといわれています。

新型コロナウイルスだけでなく、発展途上国に滞在して帰国した人から、あるいは熱帯地方で養殖した海産物に付着するなどして、コレラや腸炎ビブリオなどの菌が持ち込まれる危険性も考えられます。そこで、ボーダレス時代の感染症対策はずいぶん前から検討されていて、水際対策がとられてきました。

しかし、空港で高熱を出している人を見つけて、隔離することも大事ですが、呼吸器系ウイルス等はそれまでに機内で周りの人が感染してしまうことも充分考えられます。自分自身が、旅先でそうしたウイルスや細菌に感染することもあるでしょう。

では、こうしたウイルス対策はどうしたらいいのでしょうか？

❶ 人混みを避ける

❷ マスク、うがい、手洗いなどでウイルスの体内への侵入を防ぐ

❸ ウイルスに感染しにくい身体を作る

まず第一に、人混みはできるだけ避けましょう。次頁の表をご覧ください。ウイルスにヒトが暴露《ばくろ》した（さらされた）場合、高濃度のウイルスではより確実に感染し、容態もひどくなりやすいのですが、極めて低濃度のウイルスでは感染しないか、感染しても軽症か、あるいは不顕性感染になることが知られています。

人が密集するところ、人混みをできるだけ避けるべきなのがよく分かります。

次に、マスク、うがい、手洗いはもちろんのこと、現地では生水は飲まない、生野菜も食べないのが賢明です。そして何より、そもそもウイルスに感染しにくい身体を作っておくことが大切なのです。

ウイルス暴露量と感染・発症・重症化に至る過程の一般論

ウイルス量の例（暴露ウイルス量）	経過	抗体の産生多寡
1 1,000,000個（百万）	感染 → 発症 → 重症化 → ICUなど	＋
2 100,000個（十万）	感染 → 発症 → 軽症 → 治癒	＋
3 10,000個（1万）	感染 → 発症 → 軽症（免疫成立）→ 治癒 不顕性感染 → 症状なし → 治癒	＋
4 3,000個（3千）	感染せず → 症状なし → 抗体成立 → 治癒 不顕性感染 → 症状なし → 抗体成立 → 治癒	＋or±
5 1,000個（千）	ほとんど感染せず／不顕性感染	＋or±or－
6 100個（百）	ほとんど感染せず／不顕性感染	±or－

○この表は仮想のモデル。インフルエンザウイルスをマウスに空気感染させた場合の感染を想定。

○不顕性感染とは、感染しても発症しない場合をいう。保菌者ではあるので感染源となりうる。潜伏し持続的に慢性感染となり、慢性の炎症化する例としてはC型肝炎・ヒトパピローマウイルス・ヘルペスウイルスなどがある。

○この表の現象は、病原性細菌についても同じことがいえる。赤痢菌はごく少数（例えば100個）で感染し致死的になるが、サルモネラ菌はその10倍以上でも重篤化しない。しばしば、感染が継続して慢性化する。

○非病原性細菌（多くは善玉細菌の乳酸菌など）は体内（血中）に入っても無害である。血中に入った場合は、白血球にすばやく食べられて菌は死滅する。

○おおざっぱにいえば、この表は結核菌モデルのパスツール時代の例であるが、人混みは**1**、**2**、街中や家の中では**3**、**4**で、高い山や野原など日当たりの良いところは**5**、**6**と考えられる。

やはり、うがいを軽くみてはいけない

コロナもインフルエンザも呼吸器感染症と考えられていますが、メディアも専門家会議も手洗いの重要性については力説していても、うがいの重要性については、その十分の一も語っていません。

これらのウイルスの侵入・感染経路は、空中→口腔・鼻腔・口蓋→気道（気管支）→肺と移ると考えられますが、その第一関門の口腔・鼻腔・口蓋のうがいは、手洗いに劣らず重要と考えられます。

後述する家ダニ（house dust mite）のプロテアーゼ（タンパク質分解酵素）もそこに付着し、感染性の増強に加担しています。このウイルスはいずれにしろ、口腔・鼻腔から上気道（気管支）に入るわけで、そこに吸着したウイルスはうがいによる洗浄除去が第一といえます。

一般に日本では冬場は空気が乾燥し、ウイルスだけでなく家ダニのプロテアーゼも軽くなり、空中を浮遊飛散しやすくなります。30年以上前に、仙台の小児科（細菌学）の庄司真先生が、年間を通してインフルエンザの新患者数と湿度をグラフにプロットすると、乾燥度が高くなるほど（絶対湿度が低くなるほど）、インフルエンザの新患者が増えると報告しています（文献12、13）。

今日《こんにち》では夏も冬もエアコンを使用するので、室内の空気は夏でも乾燥しています。インフルエンザが夏季にもよく見られるようになったのは、このためでしょう。そこで、ウイルス感染の予防のためにも、夏であっても加湿することをお勧めします。

加湿といえば、マスクの効能は飛沫感染

の防御だけではありません。口腔・気道・口蓋を湿潤にし、気道（気管支）粘膜上の粘液の粘度をゆるくし、それによって、気道にある繊毛細胞が細菌やウイルス、さらに粉塵などの異物を、波をうって効率よく排除し、感染を防ぐことにもなるのです。

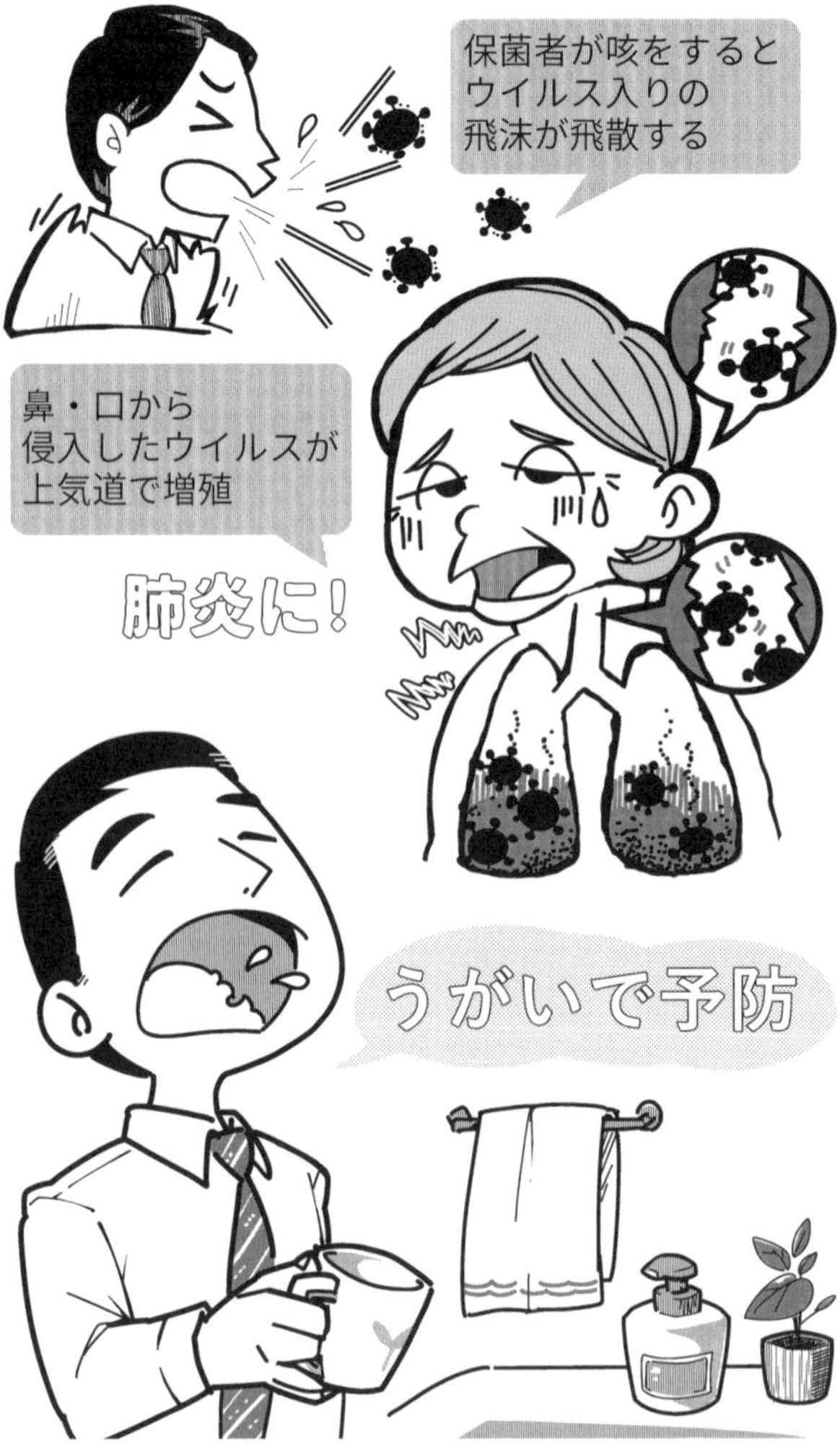

ウイルスから肺炎に至るメカニズム

新型コロナやインフルエンザにかかって亡くなったと聞くと、ウイルスが人を攻撃して死に至らしめたと思いがちですが、実はウイルスはきっかけにすぎないのです。私達は、マウスを使って、このことを証明しました。

実験で明らかになったのは、マウスにインフルエンザウイルスを感染させると、そのマウスは死ぬのですが、マウスの死体からはウイルスが全く見つからないということでした。

なぜなら、ウイルスによって直接マウスが殺されたのではなく、感染後の炎症反応によって、つまり、宿主であるマウスの持つ防御反応の過剰な流れ弾で、自身が傷ついて肺炎を発症していたからです。これを私達は「ウイルスなきウイルス病」と呼んでいます。１９８９年、世界で初めてこの事実を突きとめ、科学雑誌『サイエンス』に発表しました。

マウスとインフルエンザの実験で分かったことは、マウスがウイルスに感染後、数日で大量の活性酸素が肺に発生し、肺炎が起こったということです。発生した活性酸素量は、非感染のマウスの２００〜６００倍もありました。

ウイルスが侵入すると、免疫を司る白血球から、ウイルスを殺すための活性酸素が猛烈に放出され、全滅したのです。ところが、急激に増えた活性酸素が肺の細胞や組織をも傷つけ、炎症が起こり、発熱や肺炎に至ります。活性酸素はまさに諸刃の剣なのです。

ウイルスは死に至る病気の引き金ではあ

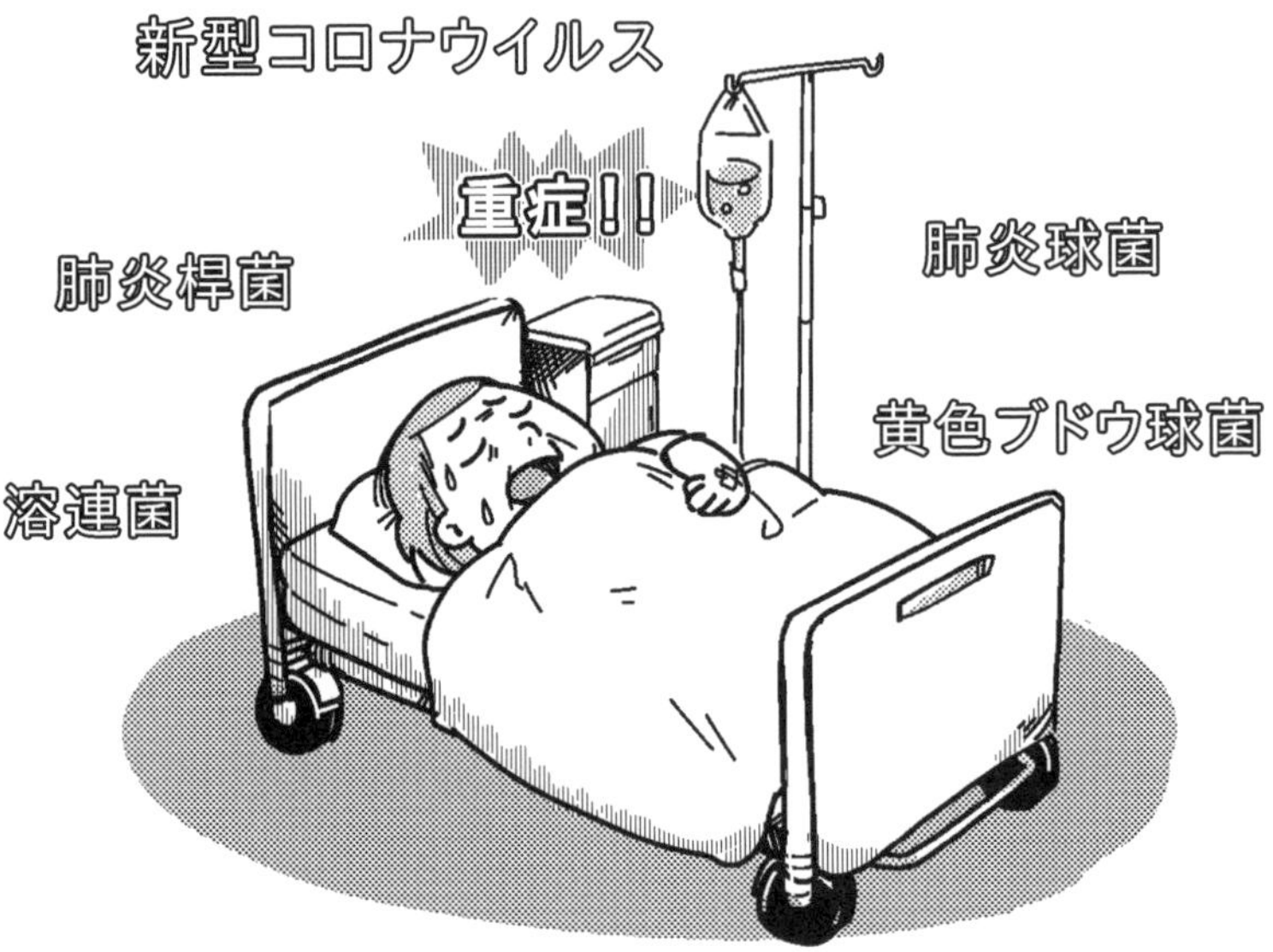

りますが、直接の病因・死因は増えすぎた活性酸素だったのです。つまりウイルス侵入後でも活性酸素を少なくすることができれば、発症の予防が可能なのです。

以上は実験室の清浄な雑菌のいない環境でのデータですが、現実の生活環境にはあらゆる細菌、病原菌が多く浮遊しています。それらの菌は、インフルエンザウイルス感染で傷ついた上気道の細胞に付着し、容易に血中に入り、細菌とウイルスの複合感染（重感染）となり、より致命的になるわけです（文献14）。そのときウイルス量が100倍も増加し、本当に致死的になるといえます。細菌が血中に入って全身を廻る状況を敗血症（菌血症）といいますが、この状況になると、全身に血液の凝固や血栓が生じ、重要臓器の機能不全となります。もう手遅れに近い状態です。最近のサイエンス誌にも同様の報告があります（文献23）。

ウイルスには抗生物質は効かないとされていますが、こう考えると、細菌や病原菌に対して効く抗生物質の併用も必要必須といえるのではないでしょうか。一般のインフルエンザ感染で亡くなる人も、インフルエンザウイルス感染以外に細菌との複合感染で亡くなっており、その大半は高齢者である点も、新型コロナの状況と酷似しています。

ちなみに、１９１８～１９１９年のスペイン風邪も同じパターンです。

新型コロナウイルスやインフルエンザウイルスが猛威をふるっているとき、感染しないためには、室内の換気に気を配り、手洗いやうがい、マスク着用などもちろん大切です。でもさらに活性酸素を除去するために、ファイトケミカルを豊富に含む野菜スープを飲むことを忘れないようにしましょう。

たとえウイルスに感染してしまったとしても、活性酸素を除去する「ファイトケミカルの多い野菜スープ」を習慣的に飲んでいれば、軽症で済むか、早い回復が期待できます。

寒い冬の季節でしたら鍋物や温かいスープは食卓に上りやすく、この時期の食事として理想的です。また、毎朝の味噌汁も、野菜をたっぷり入れて作ると良いでしょう。簡単で作りおきできる野菜スープのレシピは、Ｐａｒｔ２でいくつかご紹介いたします。

増えすぎた活性酸素を中和することが重要

活性酸素については誤解している人もまた多く、「活性」という単語から元気で活発なイメージがわき、普通の酸素よりも身体に良さそうだなどと思っている人もいます。

しかし、元の英語は reactive oxygen species であり、これをアクティブ＝活性と訳したのが間違いで、reactive ＝反応性の高いという意味ですから、正しくは「反応性の強い酸素」と訳すべきでした。

もっといえば過激＝radical な酸素であり、私は活性酸素のことを「酸素ラジカル」とも呼んでいます。言い換えれば、より強く他の細胞とその構成成分を酸化、攻撃してしまう酸素ということで、多くの場合、酸化反応により標的となる化合物は傷つき、別のものに変化してしまうということを認識してください。

この世の中のものは何であれ経年変化をし、多くの場合空気に触れて劣化します。米にしても1年以上貯蔵したものは味が悪くなり、橋の欄干や鉄の手すりは放置すれば自然に錆びていきます。

ヒトも呼吸によって酸素を体内に取り込んでいるのですが、1～5％が活性酸素になるといわれています。

活性酸素は化学反応性の強い酸素分子であって、多くの物質と容易に反応・結合して相手の分子を酸化したり分解したりして変えてしまい、人体の細胞を傷つけ、細胞死さえもたらしてしまうのです。

ヒトの身体も錆びると考えると、ゾッとしませんか。

ウイルスによる肺炎もガンも、実はこの

ウイルスの感染と白血球・活性酸素の関係

血管内に侵入したウイルスを白血球が食べ
同時に活性酸素を排出する。活性酸素はウイルスを撃退する

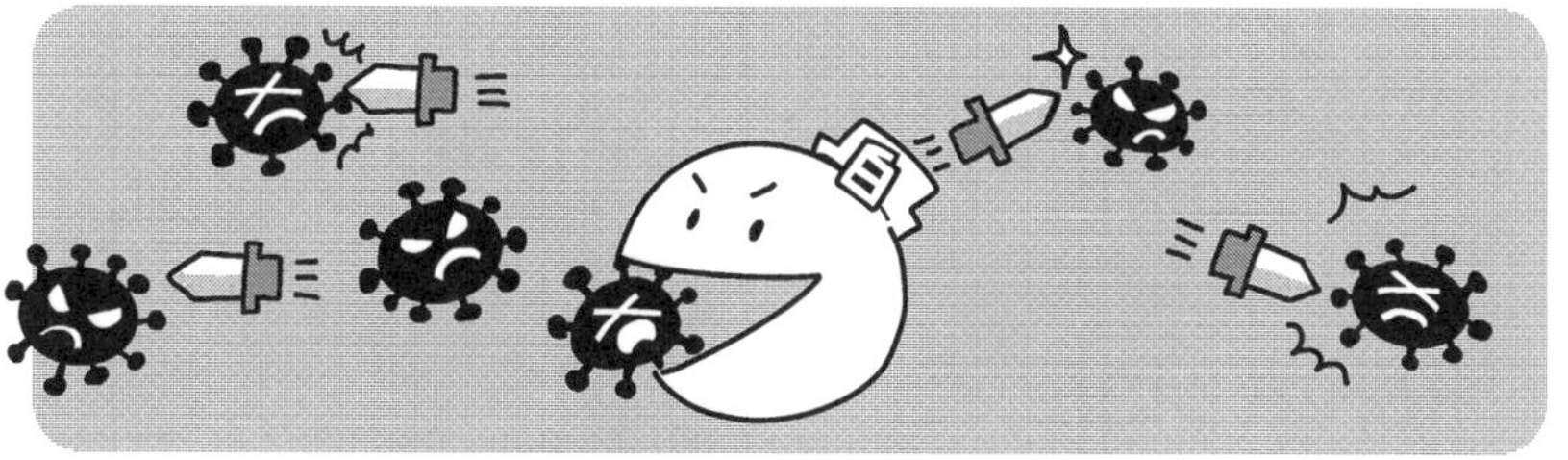

ウイルスが多いと活性酸素も増えすぎてしまう。
増えすぎた活性酸素は細胞も傷つけてしまい炎症を起こす

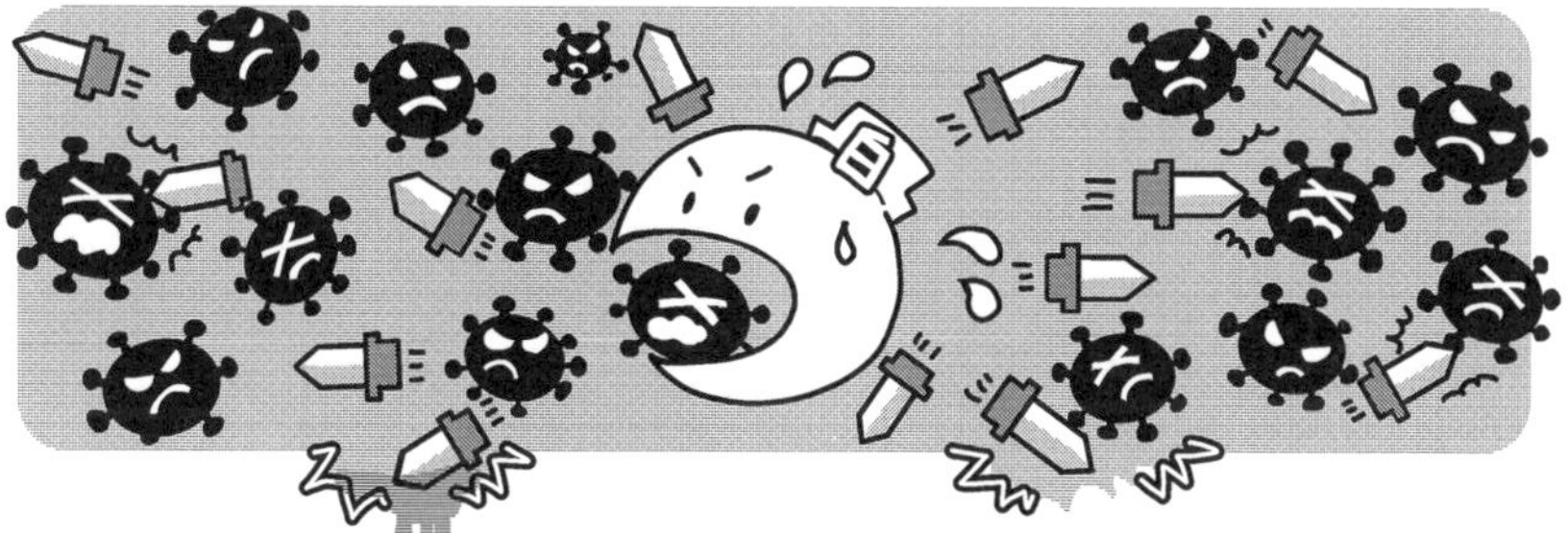

肺炎やガンの元凶に

増えすぎた活性酸素を退治する 抗酸化力（野菜由来）と抗酸化酵素

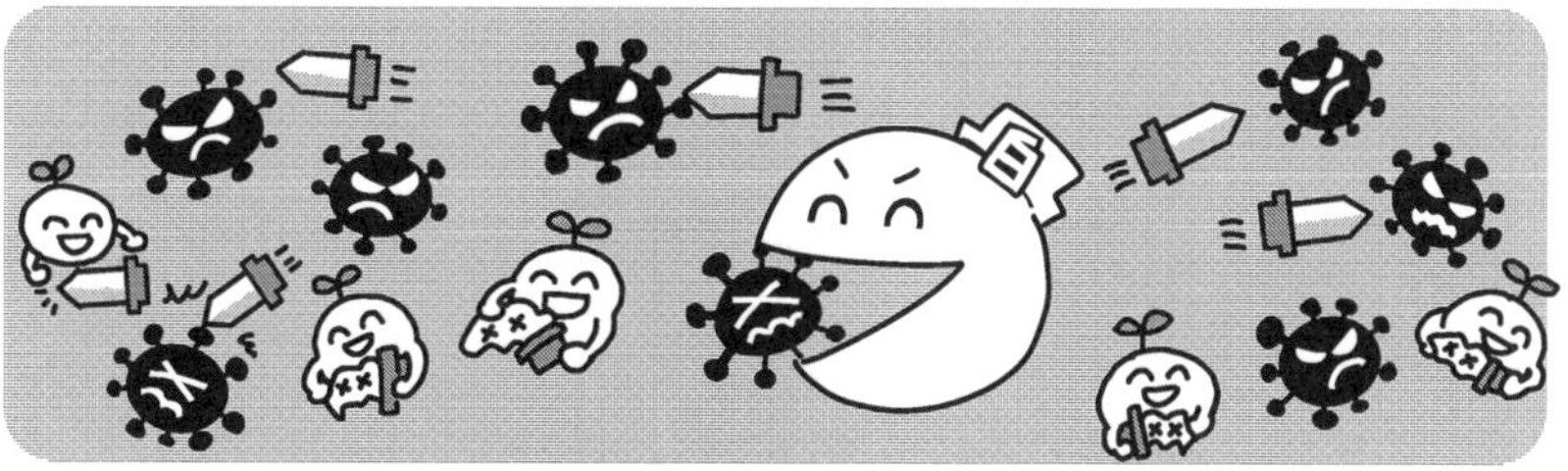

野菜から得た抗酸化力と血管内の抗酸化酵素により
活性酸素の発生を抑え、炎症を起こしにくくする

活性酸素が大きく影響しています。

「はじめに」でも述べたように、私の専門は細菌学、微生物学、ウイルス学です。「微生物感染の分子病理学」「炎症のメカニズム」の研究を、日米両国で長年にわたって行ってきました。

この「炎症のメカニズム」を研究しているときに、活性酸素の生成メカニズムを明らかにすることに成功しましたが、研究の過程で、活性酸素が遺伝子の変異や細胞傷害、細胞死まで引き起こしていることが分かったのです。そして変異した細胞が、ガン細胞の発生に繋がっていたのです。

さらに活性酸素は、発ガンだけでなく、老化、動脈硬化、潰瘍、リウマチ、アルツハイマー病の発症などにも深く関わっているといわれています。

そこで、活性酸素を中和することが、変異細胞を、ひいてはガン化細胞を作らないこと、つまり、ガンの予防になると確信したのです。

ではどうやって中和すれば良いのか。それには活性酸素を中和する食品成分を探し出し、効果的に体内に摂取すれば良いのではないか、と考えました。

そして抗活性酸素力のある成分を含む、野菜に注目したのです。

私は今回の新型コロナウイルス予防に対しても、野菜に含まれる成分の効果的な摂取が、ガンや他の病気と同じく、極めて有効であると考えています。

ウイルスの感染力を高める「ダニの糞」には注意

一般的なインフルエンザウイルス感染の補助因子として考えられるものには、大気中や室内の温度と湿度があります。これは、ウイルスは低温・乾燥状態でより安定するからです（文献12、13）。そしてこれに加えて、各種細菌やその他のプロテアーゼが関係することも分かっています（文献14、15）。

では、なぜこのプロテアーゼがウイルスの感染力を高めるのでしょうか。

インフルエンザウイルスの外膜上には、スパイク状のタンパク質があり、これがプロテアーゼにより特定のところで切断されると、ウイルスの外膜は標的の細胞膜に融合しやすくなります。

すると、ウイルス粒子の殻の中にある遺伝子（ＲＮＡ）が細胞内に放出され、このウイルス遺伝子はそこで複製・増殖し、感染が成立するのです（文献16、17）。

インフルエンザウイルスを活性化（感染性を賦与）するこのプロテアーゼは、実はヒトの体内の炎症部にもともとあるのですが、細菌感染（混合感染）などによって感染が増悪するとともに細菌の持つプロテアーゼが、大きな役割を占めてくるのです（文献14、15）。

そして驚いたことに、プロテアーゼと全く同じ作用が、家庭内の部屋にすんでいる目に見えないダニの糞便中にもあったのです（文献15）。

それは本来、人間の居住環境に棲息するダニの腸内の消化酵素として機能しています。その１００万分の1グラム（０・５マイクログラム）が気道粘膜に付着すると、

コロナウイルスの構造とSタンパク質の局在（文献16）

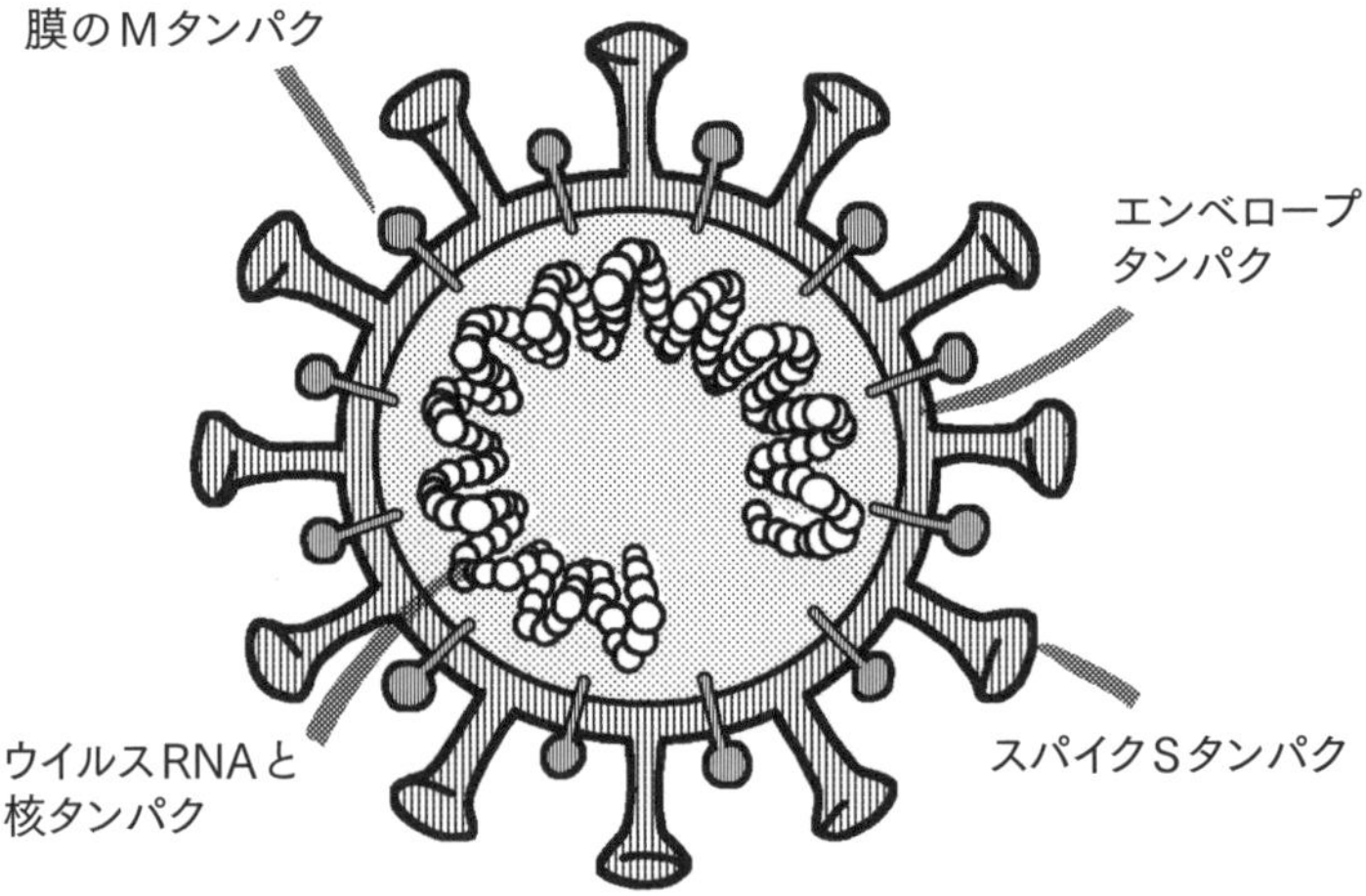

インフルエンザの感染性は１００倍も強くなることを我々は動物実験で確認しました（文献15）。

　このインフルエンザウイルスの細胞内侵入（つまり感染経路）のメカニズムは、今問題となっている新型コロナウイルスでもまったく同様のことが起こっているといわれています（文献16、17）。

　新型コロナウイルスの表面から突出しているスパイク状のタンパク質（Ｓタンパク質）は、活性化したヒトの体内にあるタンパク質分解酵素により、その中程で切断されると細胞融合活性が強くなり、ウイルス粒子の膜と標的のヒトの細胞膜とが融合すると、インフルエンザと同様に、新型コロナウイルスの遺伝子（ＲＮＡ）が細胞内に侵入してしまうのです（文献16、17）。

ここでダニや外来性の細菌由来のプロテアーゼがやはりインフルエンザ感染と同じく、キーになっているのではないかと想像されるのです。

そこで、ダニの駆除もコロナ対策の一つと考えて欲しいと思います。

空気が乾燥すると家ダニの糞塵プロテアーゼも軽くなり、家中（空中）に浮遊し、呼気中に入りやすくなります。これは空気の清浄化でも回避することが可能になります。

最近では、プロテアーゼの阻害剤が新型コロナに対する抗ウイルス薬の候補として研究が進んでいます（文献16、17）。

(1)インフルエンザウイルスに細菌(プロテアーゼ10μg)経鼻投与でどのくらい感染が増加するか(文献14)

ウイルス感染後2日目のマウス肺胞内ウイルス量(in vivoデータ)	
	感染2日後のウイルス量
ウイルスのみ	:10^5
ウイルス + 細菌/プロテアーゼ	:10^7(注:セラチア菌セリン型プロテアーゼ)

細菌感染により100倍以上の増強あり(HA unitで測定)

(2)家ダニ(粉塵性プロテアーゼ)によるインフルエンザウイルスの感染性増強(文献15)

Chick fibroblast + Influenza virus(in vitro)

	プロテアーゼとその量	24時間後*	48時間後*
プロテアーゼなし	0μg/ml	1倍	1倍
プロテアーゼなし	0.5μg/ml　家ダニプロテアーゼ	72倍	30,000倍
	0.5μg/ml　トリプシン	32倍	8,000倍
	10μg/ml　プラスミン	8倍	5,500倍

ウイルスの定量法:HA法およびPFU
* プロテアーゼなしのウイルス量を1としたときの相対ウイルス量。
　これらはすべてセリン型プロテアーゼ。

(3)インフルエンザウイルスの経鼻エアロゾル感染マウスの肺胞内のウイルス増殖におけるダニ由来プロテアーゼの促進効果(文献15)

ウイルス + 家ダニプロテアーゼ経鼻投与後の マウス肺胞内のウイルス量の増加(in vivo系)*			
	プロテアーゼdose	投与48時間後	投与96時間後
ウイルスのみ (Dose:0.5LD50)	0μg	9×10^5	1.1×10^8
ウイルス + 家ダニ プロテアーゼ	32μg/day1	7×10^7	1.1×10^9

*ウイルスの定量法:PFU = コロニー形成ユニット

「夜の街」の感染防止に「ヘパフィルター」

バーやクラブ、ライブハウス、大型レストラン、パチンコ店、劇場などは、新型コロナウイルスの集団感染が起こりやすい場所といわれています。これらの施設（室）内は、密室に近く、多人数の呼気が混ざり合うので、室内の空気の清浄が目下の最大の課題です。ウイルスは飛沫からエアロゾルとして飛散、拡散することが充分考えられます。前項で記した感染の加速因子である家ダニ（ハウスダスト）のプロテアーゼも飛散・浮遊していると考えられます。

そこで、航空機のキャビンに採用されているものと同じ、ヘパフィルターという空気を無菌化するフィルターを通した清浄空気を送り込むことをお勧めします。

というのも以前、インフルエンザの流行期に航空機内での集団感染が大きな問題になったことがありました。そこで航空会社は知恵を絞り、飛行機に空気清浄をするヘパフィルターを設置し、それ以降は大きな集団感染は起こらなくなったのです。ヘパフィルターは細菌もダニも、大きめの飛沫も捕捉するので大変好都合です。

この空気清浄機にさらに、殺菌灯を内蔵させ、加湿機能も併せ持たせれば、より効果的です。お客さんがいないときも、手術室や無菌室と同様の殺菌灯（紫外線）を各所に設置し、空気を循環させて清浄にするといいでしょう。こうした設備を備えることで、バーやクラブあるいはレストランで楽しく会話しながら飲むことも、ライブハウスや劇場で安心して音楽や芸術を楽しむこともできるようになるので、経営者は早急に検討して欲しいところです。

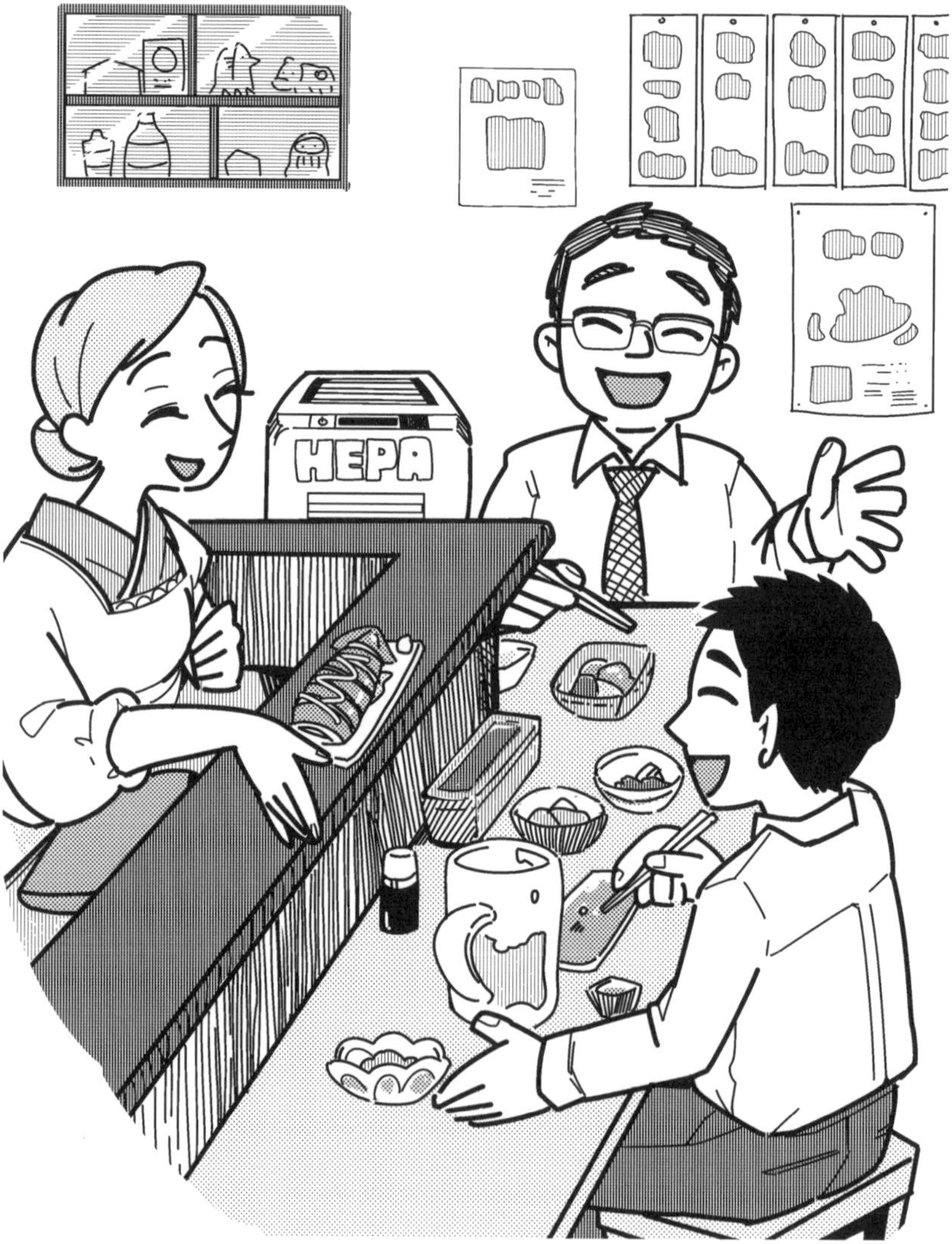
HEPA

ワクチンは
あまり期待できない

コロナのワクチンについて一言述べます。ワクチンに多大の期待があり、資金さえ出せばワクチンが可能になるような話になっており、政府も大盤振舞をしているようですが、楽観はできません。

すでに、エイズやインフルエンザ、ヘルペス、マラリアあるいはコレラ、赤痢などのワクチンは、大変な投資がされたのに、病気を有効に予防するものとしては成功していません。コロナに似たインフルエンザの例でいえば、筋肉（皮下）注射のワクチンは、高変異性（ウイルスの抗原＝顔がよく変異すること）に加え、その投与によって、一般に血中の中和抗体が程々に上昇し、一見、感染防御に役立つと思われます。

ところが、この血中の抗体はＩｇＧ型抗体といわれる種類で、血中にしかありません。つまりそれは、たしかに試験管の中のウイルスに対しては、充分、中和作用を示して効果ありと見られます。ですが、呼吸器系ウイルスの侵入の第一関門は、鼻・口腔から気道で、その局所の粘膜上皮の粘液中にこの抗体はほとんど分泌されず、含まれていません。ＩｇＧ型抗体は血液中にのみ存在しているにすぎないのです。

通常これら粘膜上皮に分泌される粘液中の抗体はＩｇＡ型抗体といわれます。このＩｇＡ型の抗体が上気道に無ければ、このワクチンはあまり効かないのです。インフルエンザワクチンがあまり信じられていないのはそのためです。

ただし、ウイルスが血中に入ってくるようなウイルス血症のような状態（敗血症と同様）になれば、血中のＩｇＧ型抗体がウ

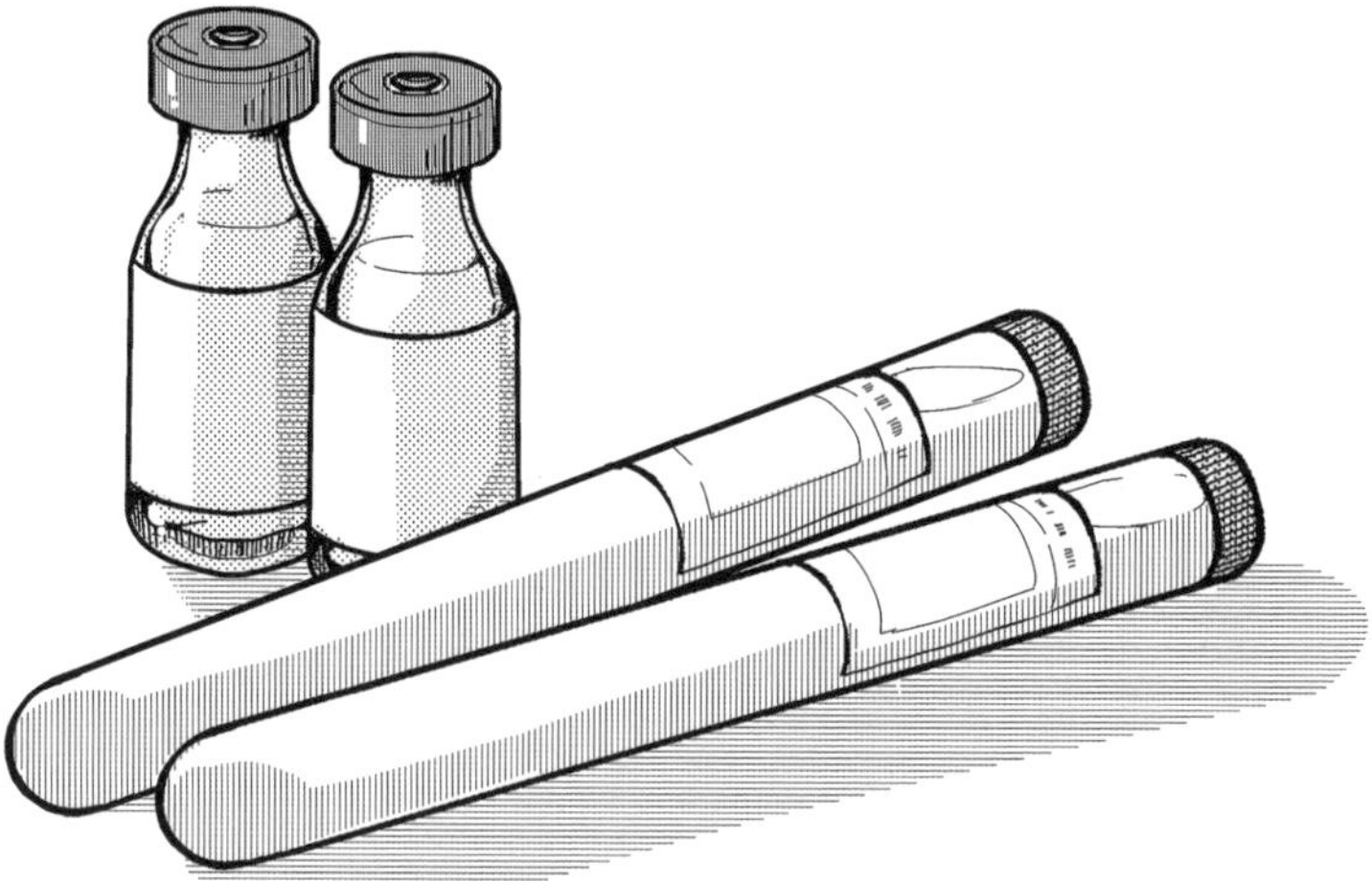

イルスを抑制し効果を発揮し、全身性の重篤な事態にならずに済むので、インフルエンザワクチンも意味があるというのが、これまでの見解といえるでしょう。

ところで、インフルエンザウイルス感染（あるいはひどい炎症）状態になると活性酸素や活性窒素が猛烈に発生し、複雑な連鎖反応が起こり、特に遺伝子が一本鎖ＲＮＡのインフルエンザウイルスやコロナウイルスでは夥《おびただ》しい変異株が生ずるため（文献5－10）、抗体も厳密にはそれぞれの変異抗原に対応するものが必要になります。もちろん、かなり親株の抗原部を引き継いでいるので、それに対応した抗原部には有効といえますが、大変むずかしい背景が考えられ、ワクチンの開発は今後も難題を抱えていると思われます。

感染してもなぜ発症しない人がいるのか

本書12頁に、細菌やウイルスの暴露量による感染から発症に至るモデル例を示していますが、一般にヒトが病原性微生物（細菌やウイルス）に暴露（感染）すると必ず発症するかというと、必ずしもそうではありません。

大量の病原性微生物に感染すると比較的短時間（特にインフルエンザなどは24時間以内くらい）で発症しますが、ウイルス量が少ないか、また、そのヒトの免疫力が強い場合は感染しないか、感染しても発熱その他の症状が現れません。

このように発症しないことを不顕性感染といいます。

このとき多くの場合は、免疫力として血中の抗体が出現し、時間とともにウイルス（抗原）は身体の中からいなくなります（治癒）。

またこれとは別に、C型肝炎ウイルスやヘルペスウイルスなどは、急速な発症がなくゆるやかな感染があり、潜伏感染（持続感染）という状態になり、慢性化疾患として身体に巣くって残っています。

この場合は、ストレスなどでそのヒトの免疫力が弱ってくると臨床症状が出てきます（発症）。

ＰＣＲ検査と抗原検査の考え方、使い方

ＰＣＲ検査についてですが、メディアからはＰＣＲ検査さえすればコロナウイルスの予防になるような印象が伝わってきます。しかし、このＰＣＲ検査は、唾液や鼻腔の分泌液中の目的とするウイルス（細菌）を試験管の中で何万倍、あるいはもっと増幅してウイルスがいるかどうかを見るもので、もともとどれ程のウイルス（粒子の数）があるのかを正確（定量的）には把握できていません。

最近、試験されている新型コロナの抗原検査も似ていますが、こちらは感染力のあるウイルスがあるかは別問題であり、この抗原があれば、そのヒトの体内に抗体ができている可能性があります。新型コロナの抗体が検出できて抗体があるという状態が把握できれば、それによってその当人も社会も安心できるわけです。

さて、ＰＣＲ検査で陽性になったとしても、ウイルス量が少なく不顕性感染になれば、それが最も好ましい新型コロナのワクチン接種と同じことであるといえます。本人が無症状で、いわゆる潜伏感染の状態であれば、本人に通知して控えめの普通の生活をしばらく続け、抗体価が上がるのを見定めた上で、放免するのが良いのではないでしょうか。

そもそもＰＣＲ検査の精度はそれ程良くないといわれています。ウィズ（with）コロナという状態でコロナと共存して、発症しなければ万事これでＯＫとなるわけで、仮にＰＣＲ陽性でも乗り切れることになります。重症化して死に至ることが最も問題であると筆者は考えています。

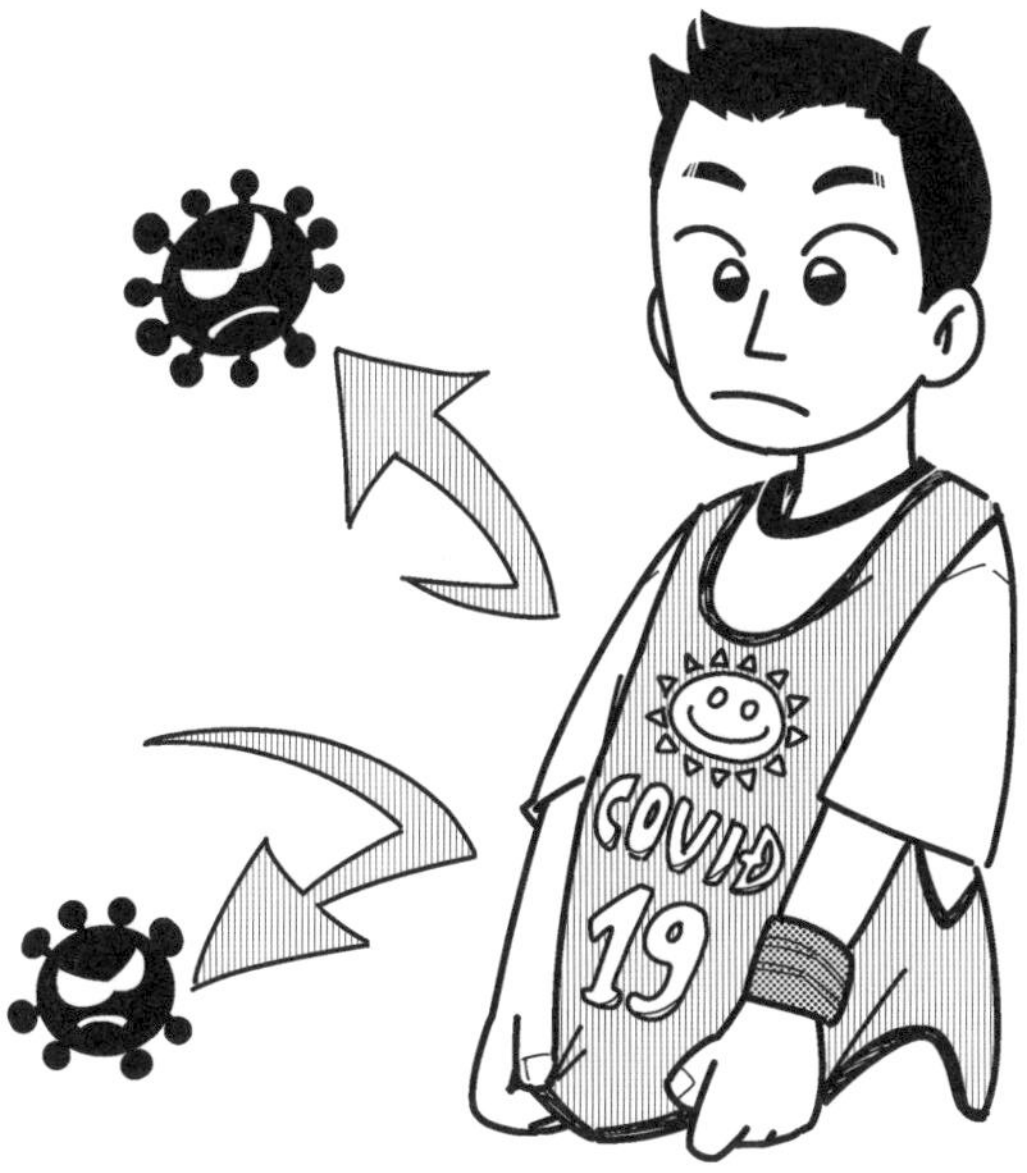

スウェーデンで発表されたon line のbioRxiv preprint（２０２０／６／29）に興味深いことが載っていました。

重症者では概ね抗体が見られるが、ＰＣＲ陽性でも無症状や軽症者には抗体は無いか弱いかであり、それに対して、持続性のＴ細胞（キラーＴ細胞）の感染免疫力ができているというのです。即ち、無症状の不顕性感染でも免疫力は出現し、このＴ細胞によってCOVID-19感染細胞を殺すということなのです（文献19）。

この稿を執筆中に東洋経済ONLINEに掲載された高橋泰教授（国際医療福祉大学大学院）が筆者と同様の考え方であることを知り、意を強くしました（文献20）。

スペイン風邪のような悪夢には今後もならない

日本のテレビなどのメディアにおける疫学者の方たちのコメントで、気になることが一つあります。

彼らの話の中で、たとえ話としてよく出てくるのですが、1918〜1919年に世界的大流行（本当のパンデミック）になったスペイン風邪（インフルエンザウイルス）のことです。

第一次世界大戦のヨーロッパ戦線（34頁のミニ知識①参照）から、このインフルエンザのクラスターが始まり、前線の兵士から、次第に一般人、さらに世界中に広まり、死者は全世界で2千万から4千万人、日本では38万人（第1波29万人、第2波・第3波を加えると42万人）といわれた大惨事で、スペイン風邪と呼ばれて恐れられました（文献18）。これを引き合いに出し、コロナのパンデミックもこれに準ずる結末をもたらす事態になるであろうとの仮説を唱える人がいます。

本当にそうでしょうか？

実は、インフルエンザウイルス感染の伝播の速さは、このときのサンフランシスコの事例が詳しく研究されています。

1919年9月23日にシカゴからその1人の患者がサンフランシスコに入り、一ヶ月後にはサンフランシスコ市内の複数の病院の看護師の75％が感染したというのです。また、市内の全病院はインフルエンザの患者で満床になり、まさに医療崩壊となりました（文献18）。

当時も、今のようにマスクの着用やステイホームが推奨され、「風邪気味、せき・鼻水・くしゃみのある人はこの劇場に入らないでください」と書かれたポスターなどもあった程。しかも、サンフランシスコ市ではマスクを着用しない人は、罰金か刑務所送りになったそうです。

この研究では、既に、インフルエンザは細菌性の肺炎と混合感染になることにも触れられています。

ところで、ここで知っておいて欲しいのは、その時代（１９１８年頃）は抗生物質の使用はどこにもなく、日本などは１９５０年頃からでないと一般には使われていないということなのです。

当時は抗生剤が無いだけでなく、点滴・補液による脱水対策や循環不全の対策もなく、しかも、戦争の最前線の塹壕で暖房もなく、食料の補給も乏しく栄養失調状態であれば、致死的になるわけです。

今日では、同じインフルエンザが来ても、それほど大規模な死亡者が出ることは考えられません。抗生剤や、点滴・補液（脱水予防）、酸素吸入、ましてやＮＯ（一酸化窒素）付加の酸素吸入（２０００年頃から）なども普及しているのです。人工心肺（ＥＣＭＯ）はほとんど不要なことが大半です。

奇蹟ともいえる抗生物質の出現に加え、点滴や酸素吸入などの全身状態の管理体制なども、当時とは比較にならない程、医学は進歩しています。今日の感染症における死亡者数を、その当時と比べて予測するのは、全くの見当違いというものです。

１９１８〜１９２０年頃の世界の人口は約18億人（今日では約77億人）、日本の人口は約５５００万人（今日では約１億２０

００万人）です。警鐘を鳴らすためには過去の大惨事の話が必要なのかもしれませんが、不安感だけを煽るのは止め、現状をよく見て、冷静に判断し、賢く対処することを勧めることが必要なのではないでしょうか。

ミニ知識①

１９１８年春、ドイツ軍百万人以上がフランス側の西部戦線に動員された。ドイツ軍は仏英連合軍の１０００倍の戦力で攻撃を続け、ドイツ側に勝算ありとの読みであったが、６月になってインフルエンザのクラスターがドイツ軍内で発生。２千人が重症になり、食料補給が途絶え、栄養不足で動けなくなり、ドイツ軍は侵攻を止めざるをえなかった。英仏連合軍も困窮状態となったが、アメリカからの強力な援軍の到着によって連合軍が巻き返しに成功し、結局、ドイツ軍は敗れた。まさに歴史を変えたパンデミックである。

１９１８～１９１９年のインフルエンザの死者数は２千万人とも４千万人ともいわれ、戦病死者数よりはるかに大規模な死者を出している。このとき、日本人のインフルエンザの死者数は29万人（第1波）で、死者の80％は70歳以上であったといわれている。これも今日の新型コロナウイルスと同じである。また、心臓・肺・腎臓・肝臓などの慢性疾患の人は小児も含め、若くても致死的であったとの報告もある（文献18）。

ミニ知識②

新型コロナの感染患者数と、昔のインフルエンザ感染患者数の数え方の基準の違い

新型コロナウイルスの患者数は、そのヒトのＰＣＲ検査が陽性であれば、感染者としてカウントされる。極論をいえば、コロナウイルスが1個存在すれば感染者になる。

これに対し、昔のスペイン風邪の時代は、今日のようなインフルエンザ抗原の抗体による検査手法もなく、臨床症状が基準で、発熱や肺の聴診器によるラ音にもとづいて、あるいは胸部X線像にもとづいて、肺炎・流行性感冒などの診断をした。これは今日のコロナの重症患者に相当する。それ故、コロナのＰＣＲ陽性者の80～90％の無症状の人は、昔の例では患者数にカウントされない。従って、これら両ウイルスの感染者数の推定は、死亡者数の方がより正確な数字であるといえる。

年間を通して特定疾患の死者数が異常に上がれば、パンデミック病原体に起因するといえるが、日本の年間死亡者数の1～10月のデータを、２０１９年と２０２０年とで比較すると、２０２０年の方が死亡者数は1万人少ないという（産経新聞12月29日付）。

そして年間のインフルエンザや肺炎の死亡者数と比べても、新型コロナの死亡者数ははるかに少なく、全国の定点観測点の平均で、20分の1～5分の1と少ない。

これを見ると、ＰＣＲ検査の陽性者数だけではなく、検査検体総数を表示しないと、意味がないのではないか。その数は、２０２０年１～２月頃は日に数百検体であったのが、今では一日当たり数十万件を超えているから、検体数が増加している分、コロナの陽性者数が増えるのは当然である。

もう一つ、報道して欲しいのは、病原細菌との混合感染が、どの程度生じているのかということである。咽頭培養や血液培養の細菌学的検査の結果と、患者の重症度、ＰＣＲの陽性者に対する抗菌剤の処方の有無など、有効であった治療を論じてほしいものである。筆者は本書67～69頁で、ウイルスと細菌の混合感染における抗菌剤使用の有用性を指摘している。

Part 2

超簡単！野菜スープはウイルスから身を守る最強食

予防に有効なファイトケミカルを毎日の食卓に

どんな野菜がウイルスやガン予防に効果的なのでしょうか。私達の研究では、一般に緑色の濃い野菜が活性酸素の中和能力・ファイトケミカルの力が強いことが分かっています。

すなわち、同じハクサイやキャベツでも内側の白い部分よりも外側の緑が濃いところの方が有用です。またハウス物よりも紫外線を多く受けた露地物の方が、抗酸化力がはるかに強いことも分かっています。

ダイコンやニンジンは根よりも葉の方が50～１００倍も強く、豆類では黒豆、小豆、緑豆、大豆が特に高い値を示しました。中でも有色の黒豆と小豆が最も強く、次いで緑豆、大豆の順となっています。

ごま、菜種、ナッツなどのいわゆる種子類も有能な食品です。植物の種は、もともと子孫を残すための素ですから、ＤＮＡや栄養素がびっしりと詰まっており、命そのもののようなものです。

酸素や光で損傷しないように、強力な抗酸化作用を持つ防御成分も含まれているのは当然といえば当然でしょう。

根菜ではレンコン、サトイモ、サツマイモ、ジャガイモなどが良く、切り口が褐色に変わるものがお勧めです。褐色になる理由はポリフェノールが含まれているからで、空気に触れると褐変するのです。根菜類はファイトケミカル以外に、食物繊維の含有量も多く、毎日の食卓にぜひ取り入れたい野菜です。

野菜スープに豊富に含まれる水溶性食物繊維、不溶性食物繊維は、腸内の善玉菌を増やして免疫力を高めてくれることが分か

ガンやウイルスの予防に効果のある
野菜・食物の一覧

○細胞の修復などを促進（葉酸）

緑色野菜（例：ホウレンソウ　コマツナ　ニラ　ダイコンの葉　ニンジンの葉）

○発ガン性酸化ラジカル物質の中和

タマネギ　ニンニク　緑黄色野菜

○DNAに作用して発ガン成分を分解する酵素を誘導

アブラナ科の野菜（例：ブロッコリー　ナノハナ　ハクサイ　キャベツ　ワサビ）

○発ガン促進ホルモンに対する阻害物質を持つ

トマト　ピーマン　ニンジン　イチゴ　パイナップル　大豆　アズキ

○腸内の善玉細菌の増殖促進によって免疫力を高める

野菜全般　豆類　芋類　キノコ

○肝ガンの発生を抑える

野菜全般　シイタケなどのキノコ

※野菜はいずれも加熱して食べること。

っています。

さらに私達は、水溶性食物繊維が白血球を直接活性化することも確認しています。ファイトケミカルの力にプラスして、野菜スープは、ガンや感染症予防の強力な助っ人になるのです。

栄養成分を吸収するには生より野菜スープ！

ガン予防やウイルス防御に良い野菜が分かったら、次はどう効率良く身体に吸収するかです。

野菜は、当たり前ですが植物細胞でできています。この植物細胞は、細胞をくるむ膜（細胞

植物細胞の加熱による破壊と有効成分の溶出

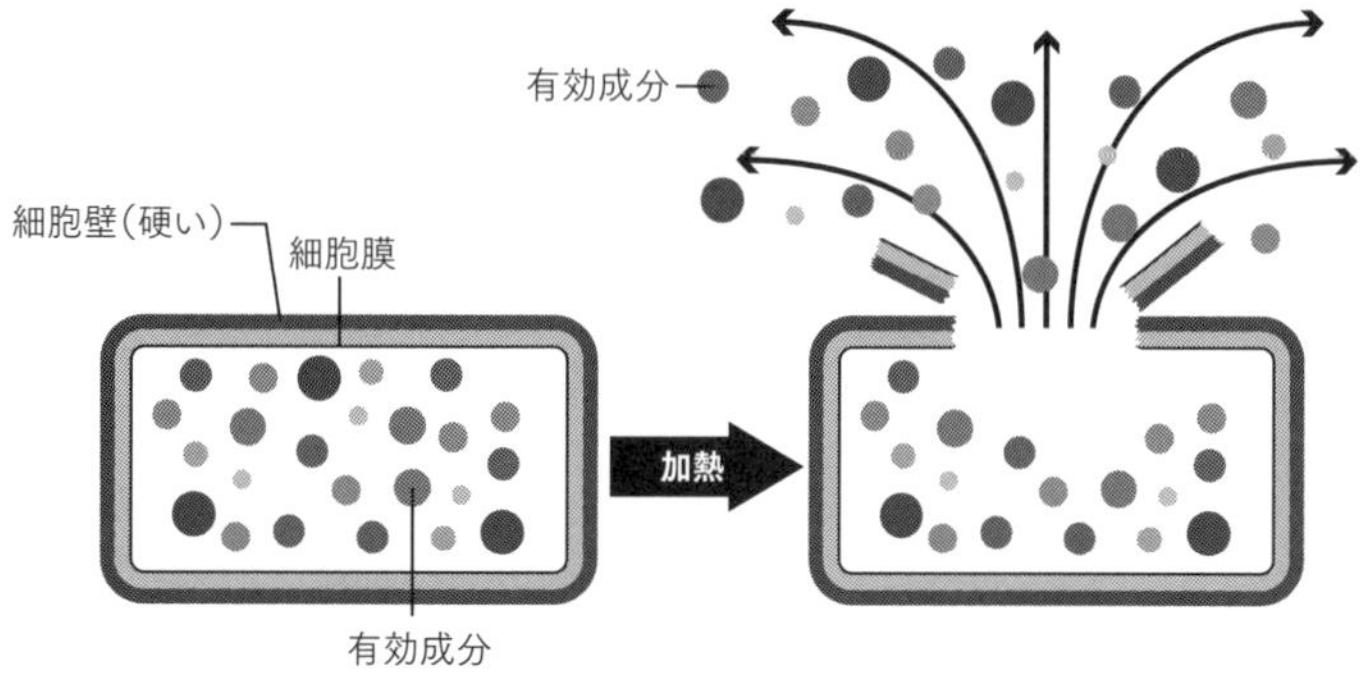

細胞の外に放出された成分（ファイトケミカル）は身体に吸収されやすい。
野菜の細胞の中にあるものは、吸収されない

膜）とそれをまるごとくるむ細胞壁の二重構造になっています。一番外側の細胞壁はカプセル様状で、硬い構造物。私達が少々噛んだくらいでは容易には壊れません。

　この野菜の細胞壁は生の状態ではすりつぶしてもなかなか壊れませんが、加熱するとすぐに破裂して、中の有効な成分・ファイトケミカルや食物繊維が外に出てきます。生ですりつぶすよりも、抗酸化力は10倍から１００倍にもなります。

　野菜ジュースやスムージーが人気ですが、ジューサーやミキサーで処理しても、実は細胞壁は大半は壊れないのです。

　つまり、野菜は加熱して食べる、温野菜に限るのです。野菜の栄養成分を吸収するには煮る、炒める、蒸すなどの加熱によって、まずは細胞壁を壊してから食べることが大切です。食物繊維も加熱で水に溶けやすくなります。

野菜の抗酸化力の強さ

ゆで汁(スープ)のほうが抗酸化力は強くなる

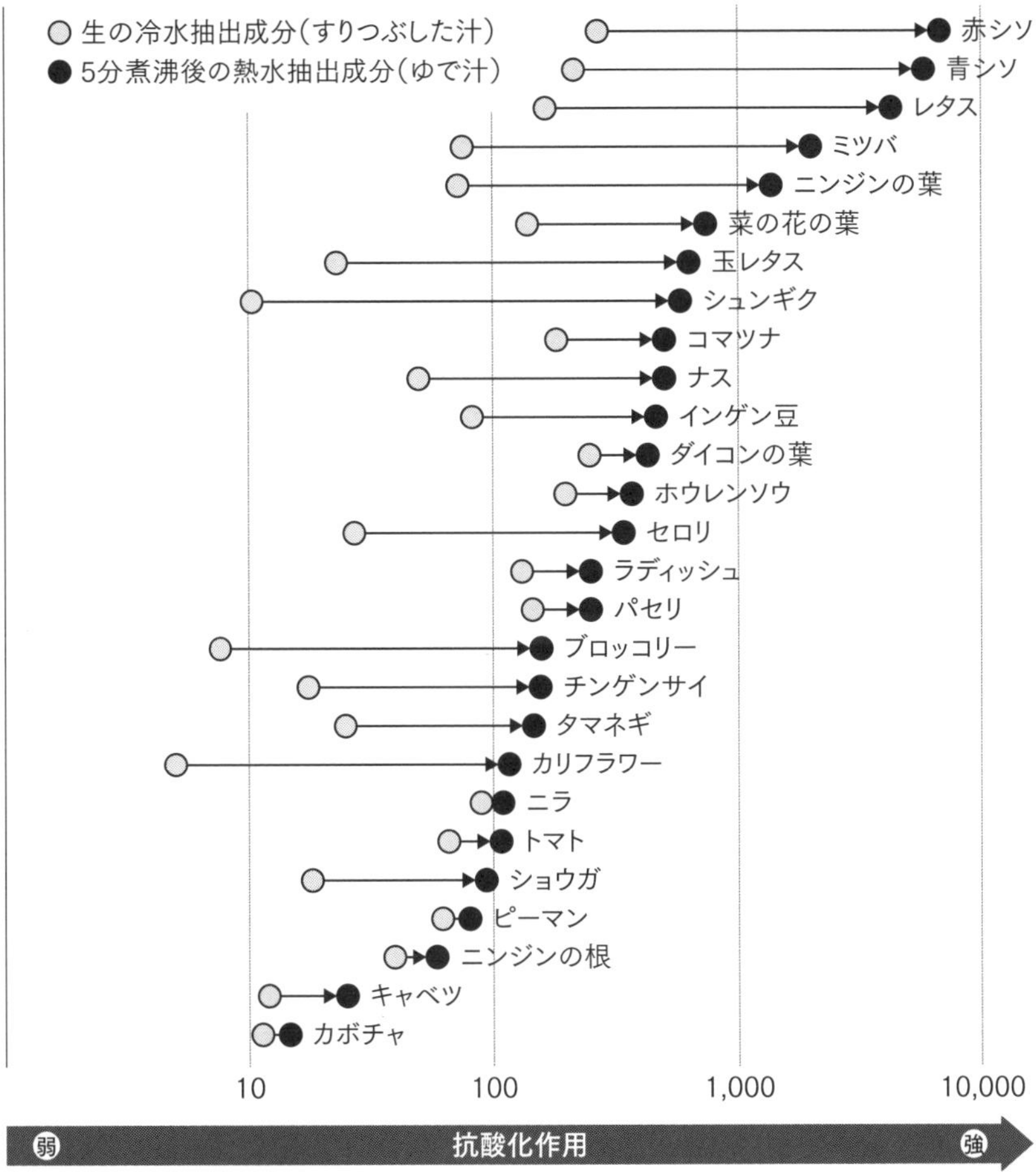

※野菜の生の冷水抽出成分と、5分煮沸した後の熱水抽出成分で、脂質ラジカルに対する抗酸化力を調べた。

※数値が高いほど抗酸化力が強い。ほとんどの野菜は煮沸後にスープの抗酸化力の値が上昇する。

活性酸素を抑える緑黄色野菜の作用

活性酸素を消去するのは抗酸化力のある物質で、ビタミンＣ、Ｋ、葉酸などが有名です。それ以外に、無数のフラボノイド、カロテノイドあるいはポリフェノールと呼ばれる緑黄色野菜に含まれるファイトケミカルにも活性酸素を消去する働きがあることを、我々は研究で明らかにしています。

ただし、前述したとおり、野菜の細胞壁は頑丈にできていて、生野菜をよく噛んで食べるくらいではすべての細胞は壊れません。野菜を煮ると、その植物細胞は破裂し、その成分は煮汁の中に抽出されるので吸収されやすくなります。即ち、野菜はスープにして食べるのが一番効果的なことも実験の過程で分かりました。

そう考えると、日本人の多くがインフルエンザが流行する冬に、野菜がたっぷり入った鍋料理を好んで食べ、しかも最後に残った汁は雑炊にして食べきる。これは理想的な食事といえるのではないでしょうか。

しかも、和食は野菜を煮たものが多くあり、こうした食生活が日本人の死亡者数の少なさの一因とも考えられます。これからは、一年中ぜひ野菜たっぷり鍋を食べてください。

ウイルスに感染しても、毎日の食事で、習慣的に緑黄色野菜を加熱して食べている人は軽症で済むか、早い回復が期待できるといえるからです。

コロナウイルスにかかりはしないかと不安な思いでいる人達には、自分でできる簡単な予防方法の一つとして、緑黄色野菜のスープを毎朝食べるという習慣を、ぜひ実践して欲しいと願っています。

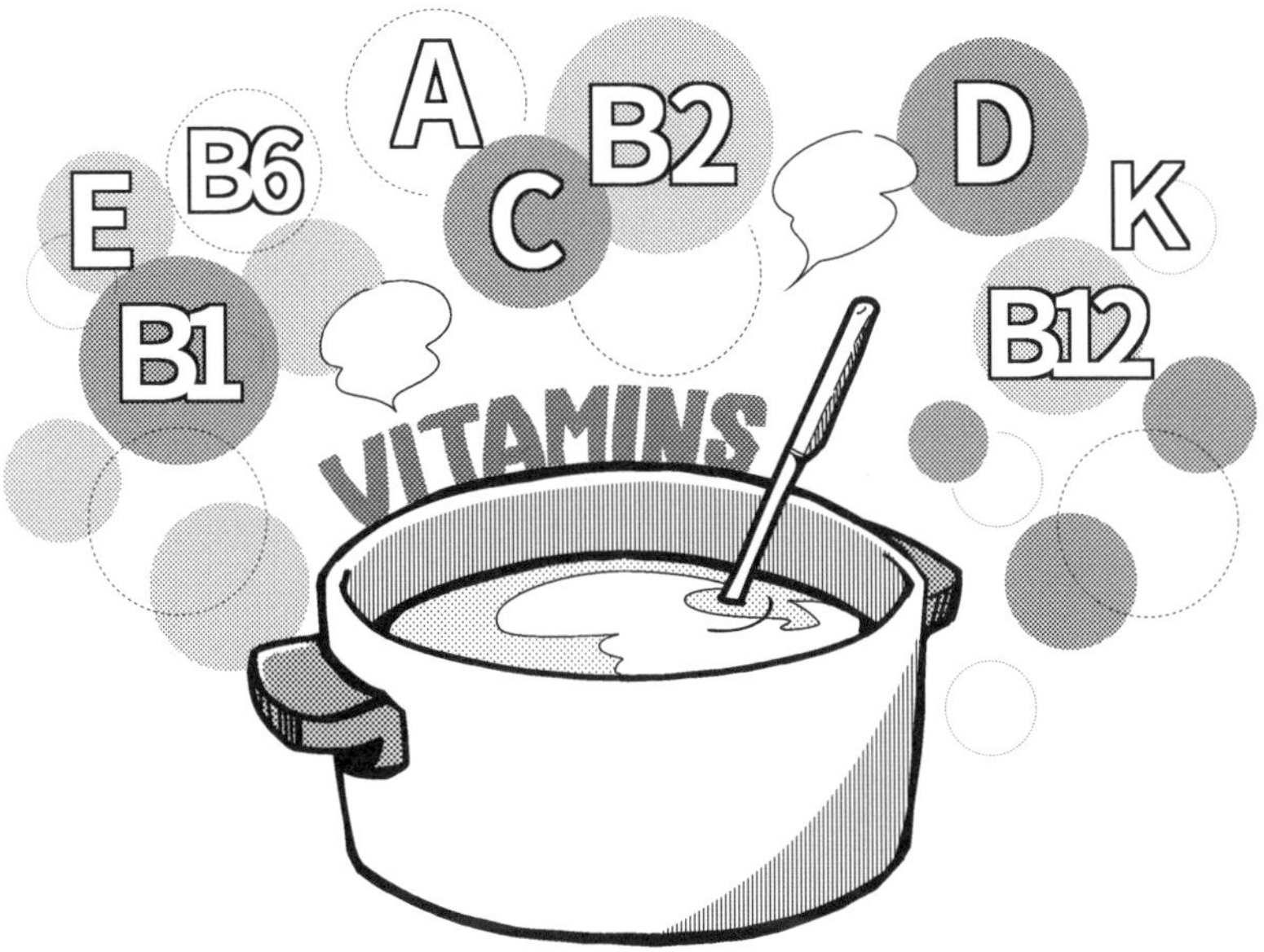

　また、キノコや野菜の多糖類は、加熱すると可溶化し吸収されやすくなり、特にこれらの多糖成分は腸管から免疫力を高めることが期待されます。その結果は初期の感染防御に重要な意味を持つといえます。さらに植物多糖は腸内の善玉菌を増やし、免疫力にも寄与します。

　緑茶がインフルエンザウイルスを殺し有効であるとか、成人Ｔ細胞白血病の発症を遅らせるとの報告もあり、緑茶もコロナに良いかもしれません。東アジアはお茶の消費量が多い地域であり、コロナの死亡率が低い理由なのかどうかが気になります。

ビタミンCは熱に弱いという迷信

野菜からビタミンCを摂る方法は、サラダ＝生食が一番良いとされてきました。今もそう思っている人は多いのではないでしょうか。

しかし、私達の実験の結果では、生野菜では、有効成分の90％以上が細胞の外に出てこないのです。これでは栄養素の大半は消化管を通り、そのまま排泄《はいせつ》されてしまいます。

ビタミンCも例外ではありません。

それではなぜ、ビタミンCは生で摂らなくてはいけないという考えが広まったのでしょうか。

従来の説の根拠は、実は試験管の中での話だったのです。

実験室でビタミンCの純品を使い、水溶液を作り、それを加熱すると10〜20分の沸騰で90％以上が酸化され、分解し、栄養価がなくなるという結果が出たのです。

しかし、私達が野菜に含まれるビタミンCを摂ろうとした場合、ビタミンCは野菜の細胞の中に入っていますので、まずは細胞壁の外へ取り出さなければなりません。それには、野菜は火を通し、加熱するのが一番なのです。

しかも、ビタミンCは他のポリフェノールなどの抗酸化物質と共存していますので、抗酸化作用のおかげで、加熱してもほとんど分解されずに済みます。

ジャガイモなどは30分煮ても、含有するビタミンCが60％も残っていました。

ここでも実験室の結果やデータだけでものを考えるのではなく、実際の場面、生活の現場を想定して実験・検証することの大

郵 便 は が き

お手数ですが、
切手を
おはりください。

1510051

東京都渋谷区千駄ヶ谷 4-9-7

(株) 幻 冬 舎

書籍編集部宛

ご住所 〒

都・道
府・県

フリガナ
お名前

メール

インターネットでも回答を受け付けております
https://www.gentosha.co.jp/e/

裏面のご感想を広告等、書籍の PR に使わせていただく場合がございます。

幻冬舎より、著者に関する新しいお知らせ・小社および関連会社、広告主からのご案内を送付することがあります。不要の場合は右の欄にレ印をご記入ください。

不要 □

本書をお買い上げいただき、誠にありがとうございました。
質問にお答えいただけたら幸いです。

◎ご購入いただいた本のタイトルをご記入ください。

『　　　　　　　　　　　　　　　　　　　　　　　　　　　　』

★著者へのメッセージ、または本書のご感想をお書きください。

●本書をお求めになった動機は？

①著者が好きだから　②タイトルにひかれて　③テーマにひかれて
④カバーにひかれて　⑤帯のコピーにひかれて　⑥新聞で見て
⑦インターネットで知って　⑧売れてるから／話題だから
⑨役に立ちそうだから

生年月日　西暦　年　月　日（　歳）男・女				
ご職業	①学生	②教員・研究職	③公務員	④農林漁業
	⑤専門・技術職	⑥自由業	⑦自営業	⑧会社役員
	⑨会社員	⑩専業主夫・主婦	⑪パート・アルバイト	
	⑫無職	⑬その他（　　　　　）		

ご記入いただきました個人情報については、許可なく他の目的で使用することはありません。ご協力ありがとうございました。

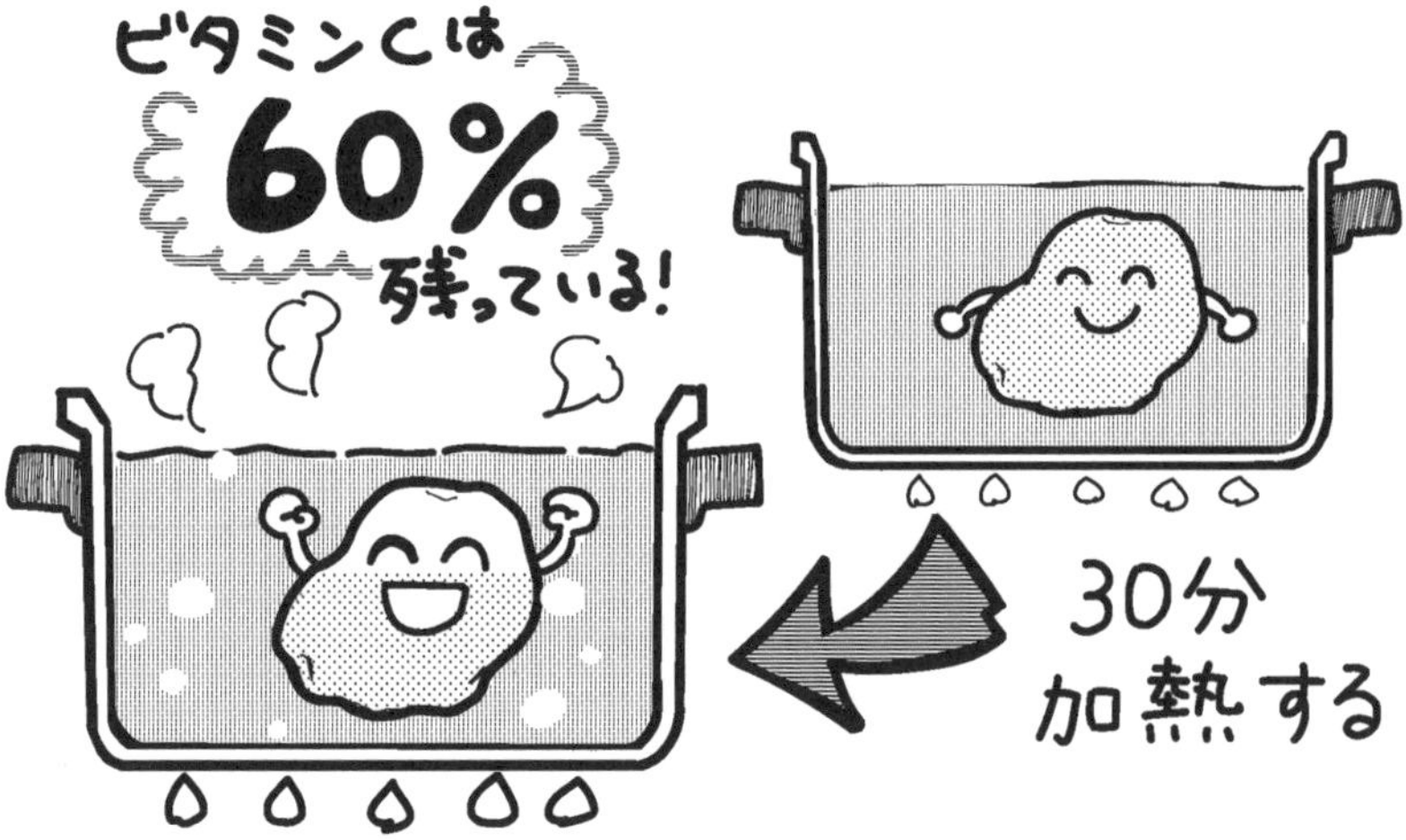

切さが再認識されました。

また、こうした実験結果が誤って伝わってしまうことの怖さも、私達研究者は知っておかなくてはならないとつくづく思います。

サラダより野菜スープで免疫力アップ

日本人の食卓では、いつの間にかサラダが定番になっています。ダイエット目的で食事の前に生野菜を食べましょうなどといわれていますが、実は野菜は加熱して食べた方が、その成分を有効に吸収できることは説明してきました。

しかし、加熱調理をするとなると面倒だと思われる方も多いことでしょう。そこで特に免疫力アップ、ガン予防に優れた野菜をたくさん使った加熱料理を、フードライターの方達にご協力いただき、できるだけ簡単な方法で、しかも美味《おい》しく食べられる工夫をしてみました。

野菜スープは、毎日食していただきたいものなので、楽しんで飲めるように、野菜の色によって3種類のスープを作りました。

レシピの分量は、家庭用の鍋で作れる量としました。1回の調理で、約6杯分になります。週に1〜3回作って、冷蔵庫で保存して毎日食べることができます。

ポタージュ状にすれば、冷凍保存もできますので、週に一度多めに作り、半分はポタージュにして冷凍するという方法もあります。手間が減るだけでなく、ポタージュにすると食感が変わり、飽きずに続けられます。常備スープの勧めです。

また、ホウレンソウ、コマツナはファイトケミカルの力・抗酸化作用が強い野菜ですが、クセが強いものが多いので苦手な人もいます。

ここでは組み合わせる食材で味をソフトにし、たくさん食べられるように工夫をしました。

ブロッコリーはアブラナ科の緑黄色野菜

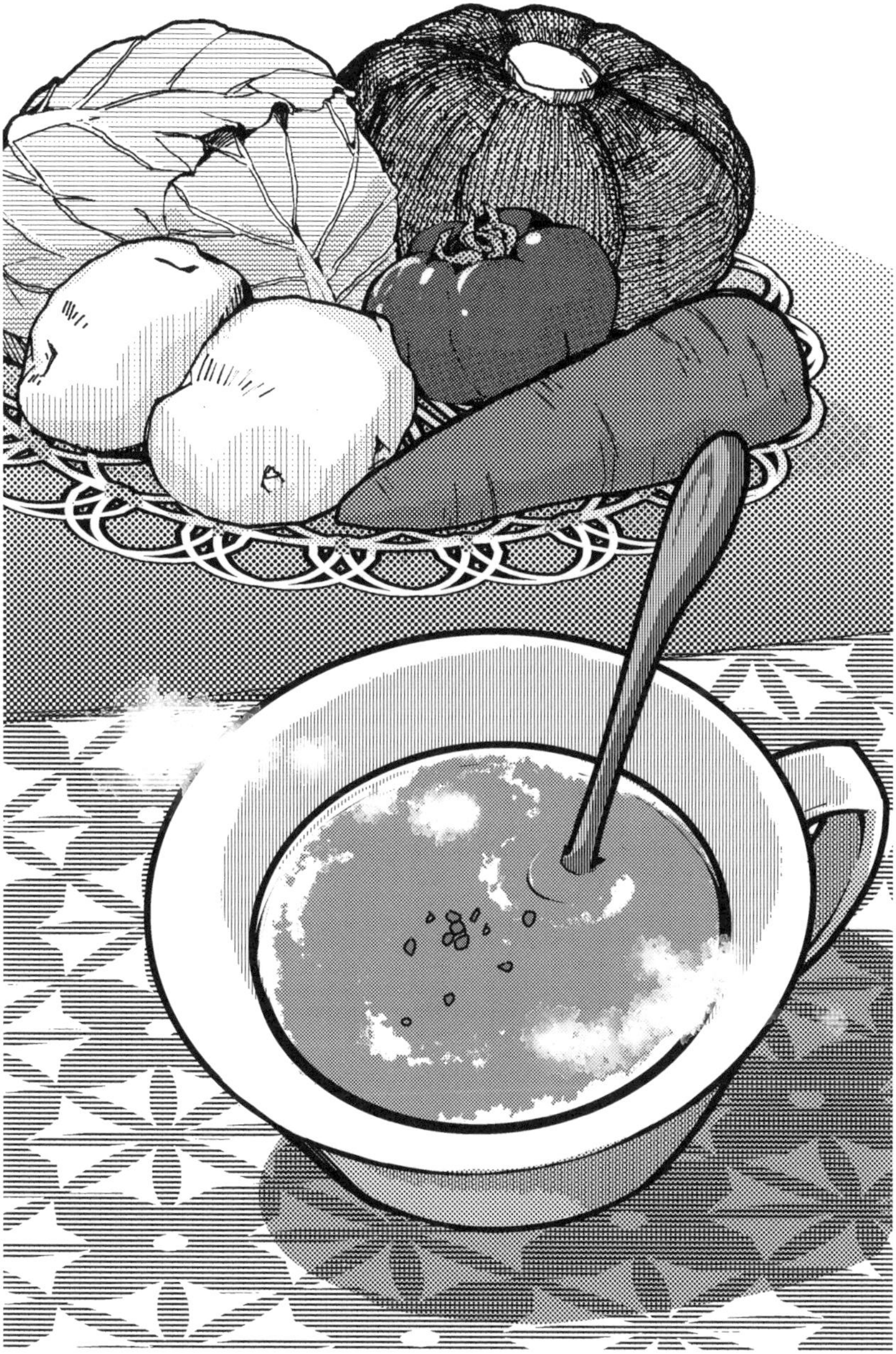

で、ビタミンＢ群、ビタミンＣ、葉酸、ビタミンＫ、ファイトケミカルのカロテンが豊富で、抗酸化作用があります。ホウレンソウなどの緑色野菜に加え、トマト、ニンジン、カボチャは含まれているベータカロテンやリコピン、ルテインなどが脂溶性ビタミンなので油を使った料理がお勧めです。

また、茹《ゆ》でて使う場合は茹で汁に有効成分が抽出されますので、捨てずに、スープや味噌汁、ラーメンを作るときなどに利用すると良いでしょう。ニンジンは生で食べると、ほとんどの栄養素が得られません。必ず茹でるか油で炒めて食べましょう。特にニンジンに多く含まれるカロテンは脂溶性ビタミンなので、油を使った料理の方が吸収率がアップします。

また、葉付き、泥付きで無農薬のものを購入し、たわしでよく洗い、皮付きのまま調理することをお勧めします。

前述したように、ニンジンの葉は特に抗酸化力が強く優秀な食材ですので、捨てずに緑色のスープに入れたり、炒め物にしたりして食べましょう。

大葉は薬味などで香りを楽しみますが、実は抗酸化作用の強い野菜です。庭の隅や鉢植えでも育てられますので、たくさん収穫して常備菜を作ってみましょう。

トマトは切るだけですぐに食べられるので、手軽な食材として食卓で重宝されています。しかも見た目がきれいなので、彩り野菜としてもよく使われていますが、この赤い色は、抗酸化作用の強いリコピンが含まれている証拠です。リコピンは生で食べるよりも、油とともに加熱調理した方が3〜4倍効率良く身体に吸収されます。

加熱調理は果物でもほとんど有効です。リンゴのコンポートやイチゴジャム、マーマレードなどは煮て作るので、有効成分が身体に吸収されやすい形になります。とはいえ、ジャムは砂糖が多いのが難点。コンポートの方が糖分が少ないのでお勧めです。

ファイトケミカル豊富な野菜料理を、上手に毎日の食卓に取り入れて、ガンやウイルスから身体を守りましょう。

「緑色」のスープはファイトケミカルたっぷり

ガン予防、免疫力アップに優れた野菜をたくさん使ったスープの作り方。毎日楽しんで飲めるように、野菜の色によって3種類ご提案します。まずは緑色のスープから。

材料（約6杯分）

コマツナ4束、セロリ½本、ジャガイモ1個、タマネギ¼個、ブロッコリー½個、大豆水煮缶1缶、コンソメ適量、ショウガ適量、塩・こしょう少々

作り方

①

＊コマツナはよく洗って根元を切り落とし、5㎝程の長さに切る。

＊ジャガイモは皮をむき5～7㎜程の千切りに、タマネギは薄切りにする。

＊ブロッコリーは小房に分ける。茎は厚さ5㎜の輪切りにしてから千切りに、セロリも同様に切る。

②

＊鍋に①と大豆を入れ、1・5ℓの水を加えて火にかける。

＊沸騰したら中火にし10分煮て、好みでコンソメや塩・こしょう、ショウガのしぼり汁を加えていただく。

＊30分煮てからミキサーやフードプロセッサーなどを使ってポタージュ状にする。

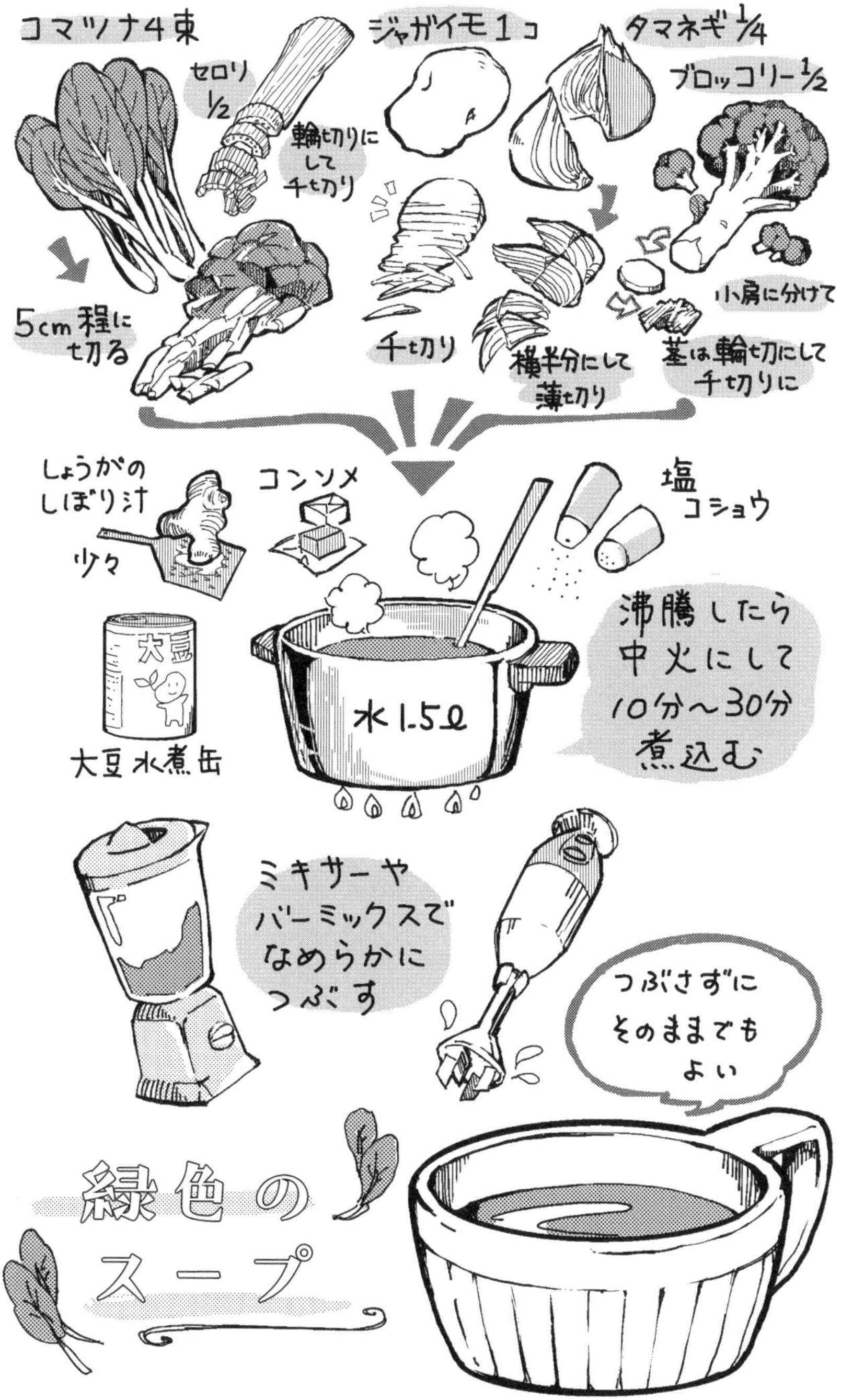

コマツナ4束
セロリ1/2
輪切りにして千切り
ジャガイモ1コ
タマネギ1/4
ブロッコリー1/2
5cm程に切る
千切り
横半分にして薄切り
小房に分けて
茎は輪切にして千切りに
しょうがのしぼり汁
少々
コンソメ
塩
コショウ
大豆
大豆水煮缶
水1.5ℓ
沸騰したら中火にして10分～30分煮込む
ミキサーやバーミックスでなめらかにつぶす
つぶさずにそのままでもよい
緑色のスープ

「黄色」のスープで カロテンを取り入れて

ガン予防、免疫力アップに優れた野菜をたくさん使ったスープの作り方。二つ目は黄色のスープです。

材料（約6杯分）

カボチャ¼個、トマト大1個、タマネギ¼個、ニンジン½本、ブロッコリーの茎1つ分、黄パプリカ1個、コンソメ適量、塩・こしょう少々、パセリ少々

作り方

①

＊カボチャは種を取って3㎝程の角切りにし、トマト、タマネギ、ニンジン、ブロッコリーの茎、黄パプリカは1㎝角に切る。

②

＊鍋に①と水1ℓを入れ、強火にかける。

＊煮立ったら中~弱火にし、コンソメを入れ30分煮て火を止める。

＊仕上げにパセリを散らす。

③

＊ポタージュにする場合は、粗熱が取れてから、ミキサーなどでつぶす。

＊もう一度火にかけ、好みで塩・こしょうで味を調え、一煮立ちさせてからいただくのもお勧め。

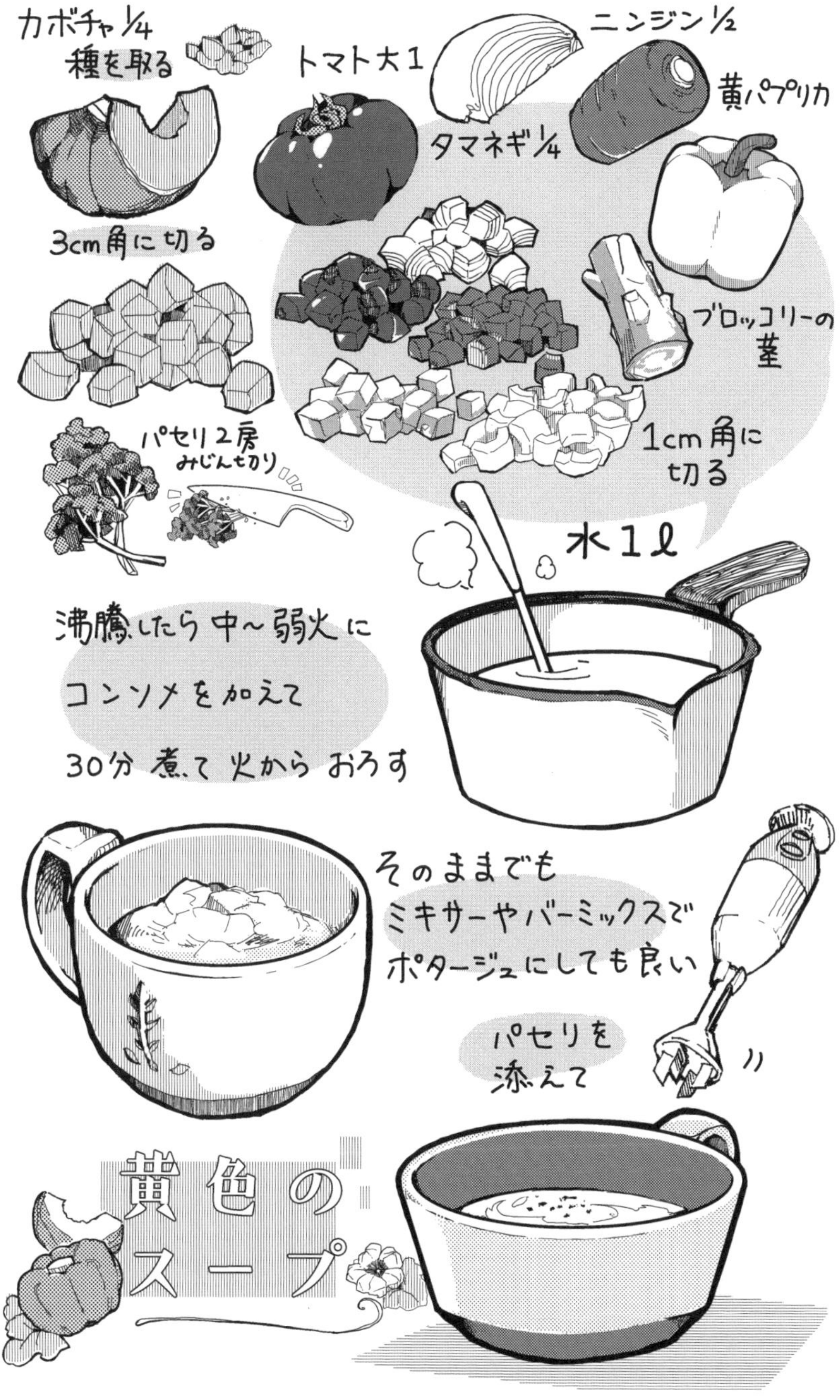
カボチャ1/4
種を取る
3cm角に切る
トマト大1
タマネギ1/4
ニンジン1/2
黄パプリカ
ブロッコリーの茎
1cm角に切る
パセリ2房
みじん切り
水1ℓ
沸騰したら中～弱火に
コンソメを加えて
30分煮て火からおろす
そのままでも
ミキサーやバーミックスで
ポタージュにしても良い
パセリを添えて
黄色のスープ

「赤色」のスープは抗酸化作用の強いリコピンが豊富

ガン予防、免疫力アップに優れた野菜をたくさん使ったスープの作り方。最後はきれいな赤色のスープをどうぞ。

材料（約6杯分）

ニンジン½本、タマネギ½個、ニンニク1かけ、パセリ1束、トマトの水煮缶1缶または完熟トマト5個、大豆の水煮缶1缶、トマトケチャップ大さじ3、コンソメ適量、塩少々、こしょうまたは一味唐辛子少々、オリーブオイル適量

作り方

①
＊ニンジンはよく洗い、皮はむかずに1㎝角に切る。
＊タマネギは皮をむき、1㎝角に切る。
＊ニンニクはスライスする。
＊パセリは葉と茎に分けみじん切りにする。

②
＊鍋にパセリの葉以外の①を入れ、トマトと大豆、水1ℓを入れ強火にかける。
＊煮立ったら中～弱火にして30分煮る。
＊トマトケチャップとコンソメ、パセリの葉のみじん切りを入れる。
＊一煮立ちしたら塩、こしょうで味を調える。
＊①をオリーブオイルで炒めて②にしてもよい（早く仕上がる）。

③
＊火を止めて粗熱を取ったら、ミキサーなどでポタージュにする。
＊鍋に戻して火にかけ温めてから、皿に盛りオリーブオイルを回しかける。

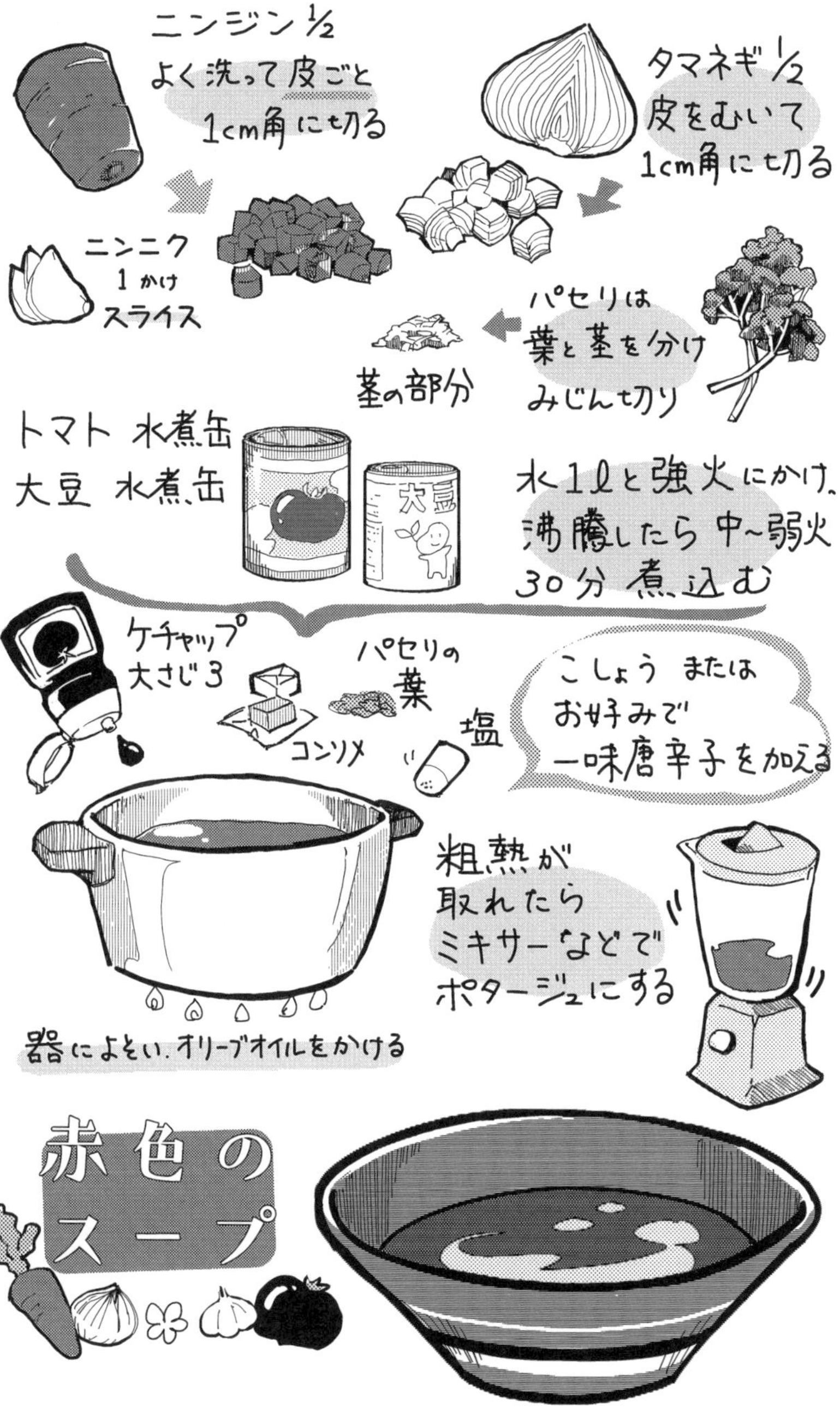
ニンジン 1/2
よく洗って皮ごと
1cm角に切る
タマネギ 1/2
皮をむいて
1cm角に切る
ニンニク
1かけ
スライス
パセリは
葉と茎を分け
みじん切り
茎の部分
トマト 水煮缶
大豆 水煮缶
大豆
水1ℓと強火にかけ、
沸騰したら中～弱火
30分煮込む
ケチャップ
大さじ3
パセリの
葉
コンソメ
塩
こしょう または
お好みで
一味唐辛子を加える
粗熱が
取れたら
ミキサーなどで
ポタージュにする
器によそい、オリーブオイルをかける
赤色の
スープ

前田家の野菜スープは、多種類をなんでも入れる

我が家では、毎日野菜スープを飲んでいます。大きめのマグカップに6~7割分目まで入れ、朝食で摂っています。毎日なので、その都度《つど》作っていたのでは大変です。

そこで、週1~3回まとめて作り、冷《さ》ましてから小分けにして冷蔵庫で保存しています。長く保存するときは冷凍にします。

多種類の野菜を使うことがコツで、よく使う野菜は、タマネギ、ニンジン、キャベツ、カボチャ、セロリやブロッコリー（茎も）などです。

ルテインの多いホウレンソウやコマツナなどの葉物も、必ず1種類は入れるようにしています。

普段の調理で余った野菜で良いのです。または少しずつスープ用に取っておいて使うのも良いでしょう。

前述したように、抗酸化力の強さが全く違うので、野菜はできるだけハウス物ではなく、露地物を選びます。

ホウレンソウの露地物の多くは緑が濃く、軸が太くて短く、根元が赤くなっています。ニンジンの葉、大根の葉、ナスなど硬めの野菜はオリーブオイルなどで炒めて、それをスープの具材としています。味がまろやかになります。

塩分は控えめにしたいので、基本的に味付けはしません。野菜だけでも充分美味しく飲めます。ときには味噌や岩塩、あるいは、だししょうゆを少し足すだけで万人向けに味が良くなります。

味を付けると、これはこれで変化を楽しめます。お好みでスパイスなどを入れても良いでしょう。

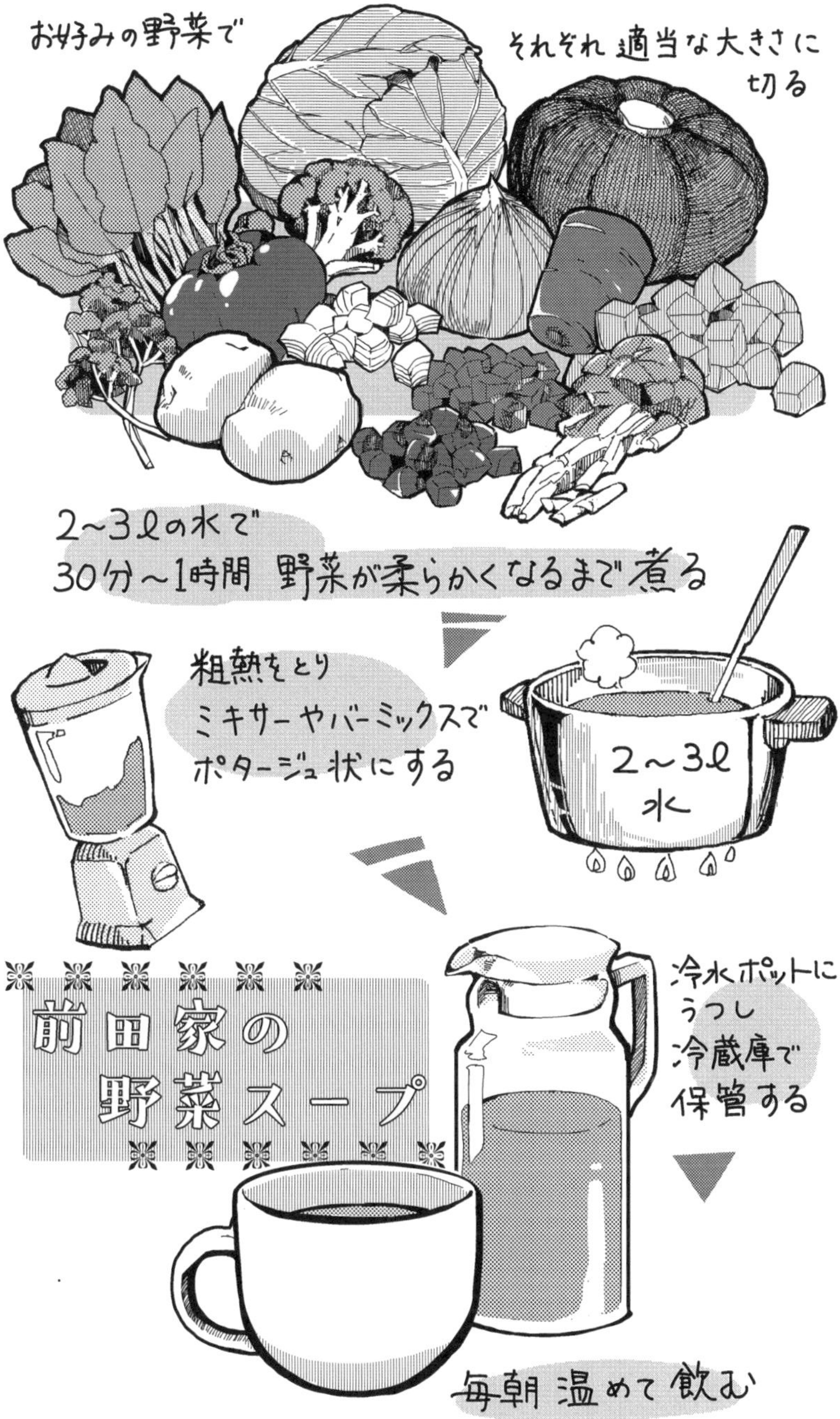
お好みの野菜で
それぞれ 適当な大きさに
切る
2~3ℓの水で
30分~1時間 野菜が柔らかくなるまで煮る
粗熱をとり
ミキサーやバーミックスで
ポタージュ状にする
2~3ℓ
水
前田家の
野菜スープ
冷水ポットに
うつし
冷蔵庫で
保管する
毎朝 温めて飲む

オリーブオイルなどの油やコンソメ、ブイヨンを入れたり、昆布やいりこでだしをとったりして、それをベースに作るなどの工夫をしても楽しめます。

肝心なのは、毎日飲むという習慣にすることです。1週間も続けると、朝食にスープがないと物足りなくなります。

作るのが面倒だと長続きしませんので、作りおきすることをお勧めします。

Part 3

なぜ重症化するのか、なぜ日本の死者は少ないのか

重症化は、「活性酸素と細菌との混合感染」が原因か

インフルエンザウイルス感染症の重症化から分かったことを念頭に、新型コロナウイルスに罹患して亡くなったと聞くと、我々の30年程前の実験データを思い出します。

それは、ウイルスが人を攻撃して死に至らしめたと思いがちですが、ウイルスはきっかけに過ぎない可能性があります。我々はマウスを使ったインフルエンザウイルスの感染実験で、ずいぶん前にこれを明らかにしています。

つまり活性酸素が死亡の直接の原因分子であったわけで、活性酸素はウイルスも殺しますが、我々（宿主）の体にも傷害を与えるまさに諸刃の剣といえるのです。

実はこのとき、活性酸素に加え、一酸化窒素（NO）の爆発的生成が同時に誘発されていることも明らかにしました。

活性酸素がマウスの直接の死因であることの証明のために、我々はまず以下の3つの事実によってその根拠を明らかにしました。

(1) 活性酸素を中和・消去する薬物を合成し、病気のマウスに投与することにより、ほぼ全例が治癒し生存したこと。

(2) 活性酸素を合成する酵素を阻害するとマウスは治癒したこと。

(3) (2)の酵素の基質（活性酸素を作るための原料：アデノシン）の供給を止めることによって、いずれも治癒に成功したこと。

この3つの実験で活性酸素が真の病気の原因であることを世界で初めて明らかにし

ました（文献1、2）。これは30年以上も前のことです。

次の項で詳細は述べますが、ウイルスが引き金になってサイトカインストームとなり（64頁の図）、さらにフリーラジカル（ROS／RNS）ストーム状態になり、免疫防御系も抑えられています。

そうなると気道上皮の繊毛細胞もなくなり、好んで呼吸器の細胞に多くの細菌が容易に侵入・感染し、敗血症になります。即ち、ウイルスと細菌の複合（混合）感染になっていきます。このことは実験データに基づいて論じています。

新型コロナウイルスで起きたサイトカインストームとは

新型コロナウイルスが猛威をふるい始めてほぼ半年たつと、世界中から様々な臨床報告が集まってくるようになりました。一般の感染症ではあまりない事例として、さっきまで元気に話していた人が急に重症化するという驚きの報告でした。

これも自己防衛反応の一つ「サイトカイン（炎症が起きたところに危険があることを身体全体に知らせる複数の信号タンパク質）」が大量に放出され（これをサイトカインストームという）、これによって生じる大量の炎症性の活性酸素や発熱因子などによって重篤な影響が出てきてしまうことで起こります（文献3）。

このサイトカインストームが起こると、発熱・倦怠感・脱水など全身状態が悪化し、例えば、全身に血液の凝固異常（亢進）が起き、あるいは血栓ができ、心筋梗塞や脳梗塞まで発症してしまいます（この症状をDICと呼んでいます）。

サイトカインストームによって生じる大量の炎症性の活性酸素（$O_2^{\cdot-}$）や一酸化窒素は、致命的になりうるものです。きっかけはコロナウイルスなのですが、そこから先は身体が持つ免疫機能の暴走が問題なのです。

さらに、全身状態が悪化すると危篤状態に近づきますが、そのときに運が良ければ、救世主になるのがコルチコステロイドホルモン（デキサメタゾン）で、うまくするとサイトカインストームも収束させることができます。オックスフォード大学病院の治療例では、デキサメタゾンで致死率を数分の一に下げたと報告されています（文献

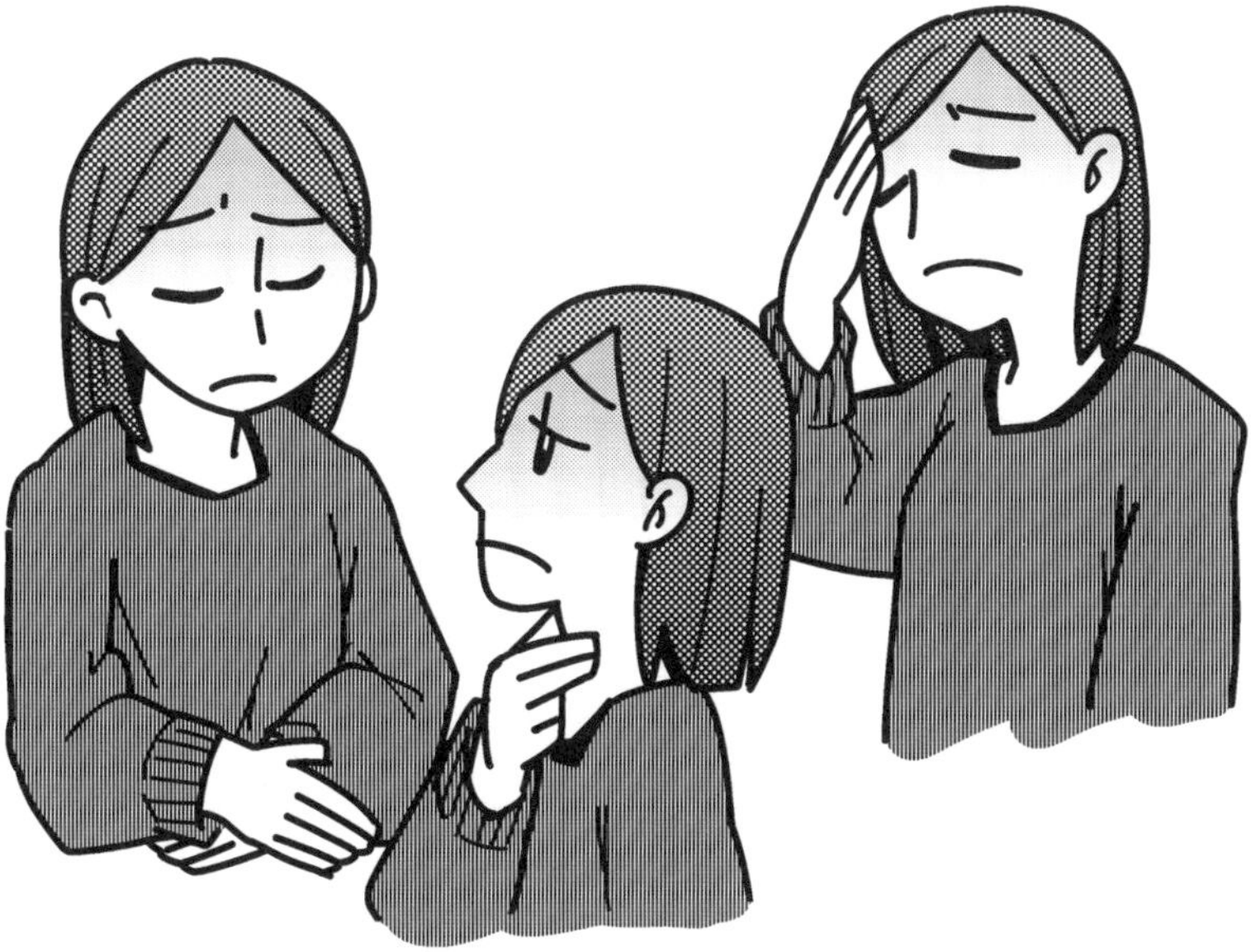

4）。

このとき、高齢のインフルエンザ患者の場合、大半の患者は敗血症になっています。敗血症とは、前述のとおり、感染し細菌が増殖し、その細菌が血液中に入り、身体全体を広く廻っている状況で、重篤化した証拠です。これもいわゆる免疫機能で抑制しきれない状況なのです。多くは、感受性のある抗生物質を投与すれば助かります。

もともとは、この増えすぎた活性酸素をコントロールすることができれば、たとえウイルスに感染しても重症化することはありません。

ウイルス感染時に生ずる防御系免疫過剰反応における
サイトカインストームとフリーラジカルストームの
インタープレイ（相互作用）

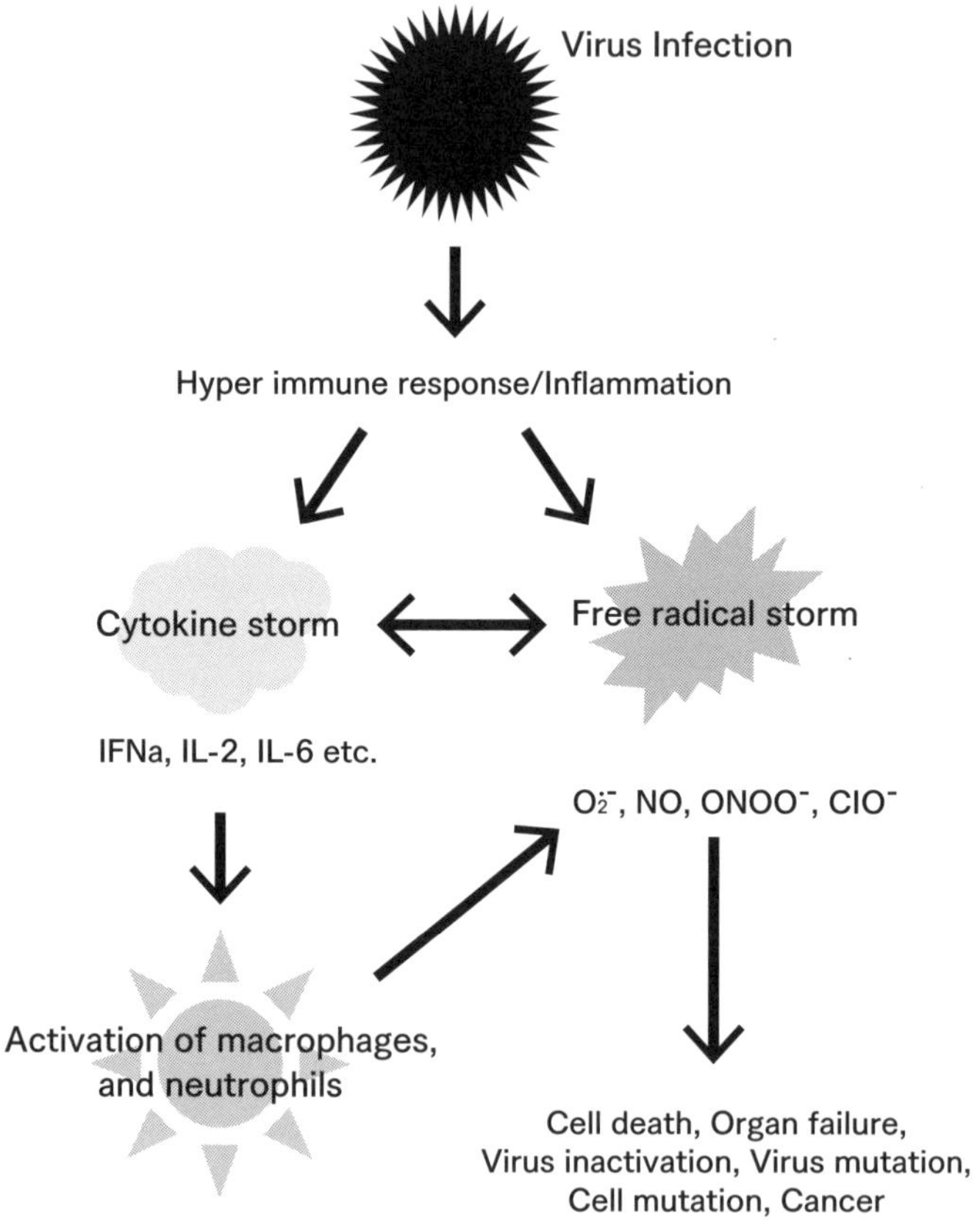

※これは、もと前田研究室の大学院生のDr. Jun Wu（City of Hope, Calif., USA）がまとめたものを改変（文献3）

サイトカインストームはIL-6だけが要因ではない

いわゆる専門家や日本のメディアの間でにわかに「サイトカインストーム」が合言葉のようになりました。ですが新型コロナウイルスは実際には、そのサイトカインストームの病態を正確には反映していないのではないか、との疑問が『ＪＡＭＡ』（アメリカ医学会誌、２０２０年6月30日号）で論じられています（文献21）。

そもそもサイトカインストームとは、呼吸器疾患であるＡＲＤＳ（急性呼吸窮《きゅう》迫《はく》症候群【※注】）の患者の体内でサイトカインの値が上昇する病態に命名されたものです。同様の病態がＳＡＲＳでも見られました。

そこで、新型コロナの発生初期に武漢の患者数例に対して、数多くある炎症性のサイトカインのうち炎症に強く関わるＩＬ－6（インターロイキン－6）に着目し、最初の数例の血中のＩＬ－6を調べたところ、その値が正常値以上であったことから、新型コロナにおいてもサイトカインストームという言葉が使われるようになったのです。ただ、この論文によると、その後、多くの症例では正常値以下も見られているといいます。

さらに、ＡＲＤＳにおけるＩＬ－6の値は新型コロナのそれより10～40倍も高いそうです。また、両者の高値群間で比べてもＡＲＤＳの値の方が10～２００倍高いことから、新型コロナの、ＩＬ－6のみを要因とするサイトカインストームは裏付けが無く、こじつけではないかと述べられています。

【※注】手術などの外科的侵襲、ならびに肺・その他の感染症、敗血症、誤嚥を契機に発症する重篤な急性呼吸器不全。

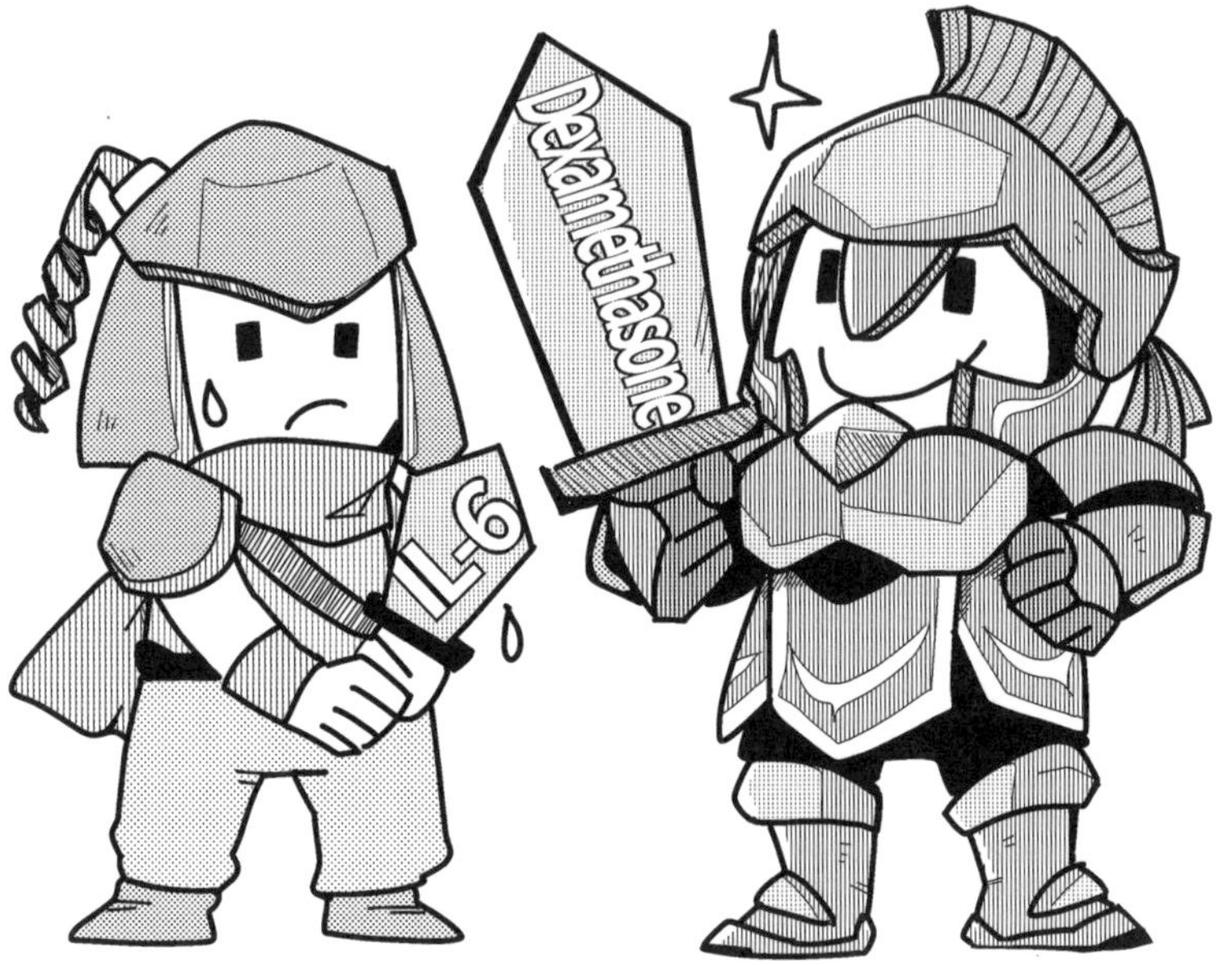

　ＩＬ-6の数値が高値であることが新型コロナの発症する病因の主体であるならば、抗ＩＬ-6抗体の投与によってＩＬ-6を抑えれば良いのではと短絡的に議論されました。しかし複数の因子のカスケードとその相互作用からなっており、その成因は必ずしも1対1の対応ではなく、複雑系（カオス）の世界なので、特定のサイトカインの一つを選んで抑えても、新型コロナの病態を改善できるとはまず考えられません（64頁の図参照）。

　このような場合には、多くのサイトカインが関与しており、一点のみでなく、多元的作用を発揮して炎症と免疫過剰反応を抑えるような薬剤としてデキサメタゾン（コルチコステロイドホルモン）の投与の方が有利になると考えられます（前項参照）。

日本の死者数の少なさは、抗生物質の積極的使用のプラス効果か

　日本では医師は様々な病気に対して抗生物質（69頁のミニ知識参照）を過剰に処方しすぎだとよくいわれます。これは、日本の医療現場における抗生物質使用のハードルの低さによるといえますが、今回のコロナでの死者数に対する好結果はこれに起因しているかもしれないと私は考えました。

　コロナやインフルエンザ（これら両ウイルス共に一本鎖ＲＮＡのエンベロープ型ウイルス）の病原体の正体はウイルスであり、細菌感染にのみ有効な抗生物質の使用は、教科書的には不適当といわれます（医師国家試験でも）。

　しかし、日本の老練な臨床医（特に市中の医師ら）は、インフルエンザに対して、抗インフルエンザウイルス剤のみでは充分ではなく、高齢患者の重篤化時には細菌の複合感染がその次にくることを知っており、多くは抗生物質を処方しています。

　我々はこのインフルエンザと細菌の複合感染モデルの実験も実際に行っています。その結果は、⑴抗ウイルス剤単独使用、⑵抗菌剤単独使用、⑶両薬剤併用、の３群を比べると、⑴⑵の各単独使用群ではそれぞれ同程度の治療効果で、マウスの数十％は死に至るのに対し、⑶の両薬剤の併用群では完全治癒となるのです。

　薬剤が全くない状況では、マウスの大半（90％以上）は死亡します。ウイルス感染に加え、細菌（ブドウ球菌、溶連菌、肺炎桿菌、緑膿菌など）との複合感染になると、抗菌剤投与（＝抗生物質投与）は非常に重要だといえるのではないでしょうか。

　この問題と似た例として、新生児の死亡

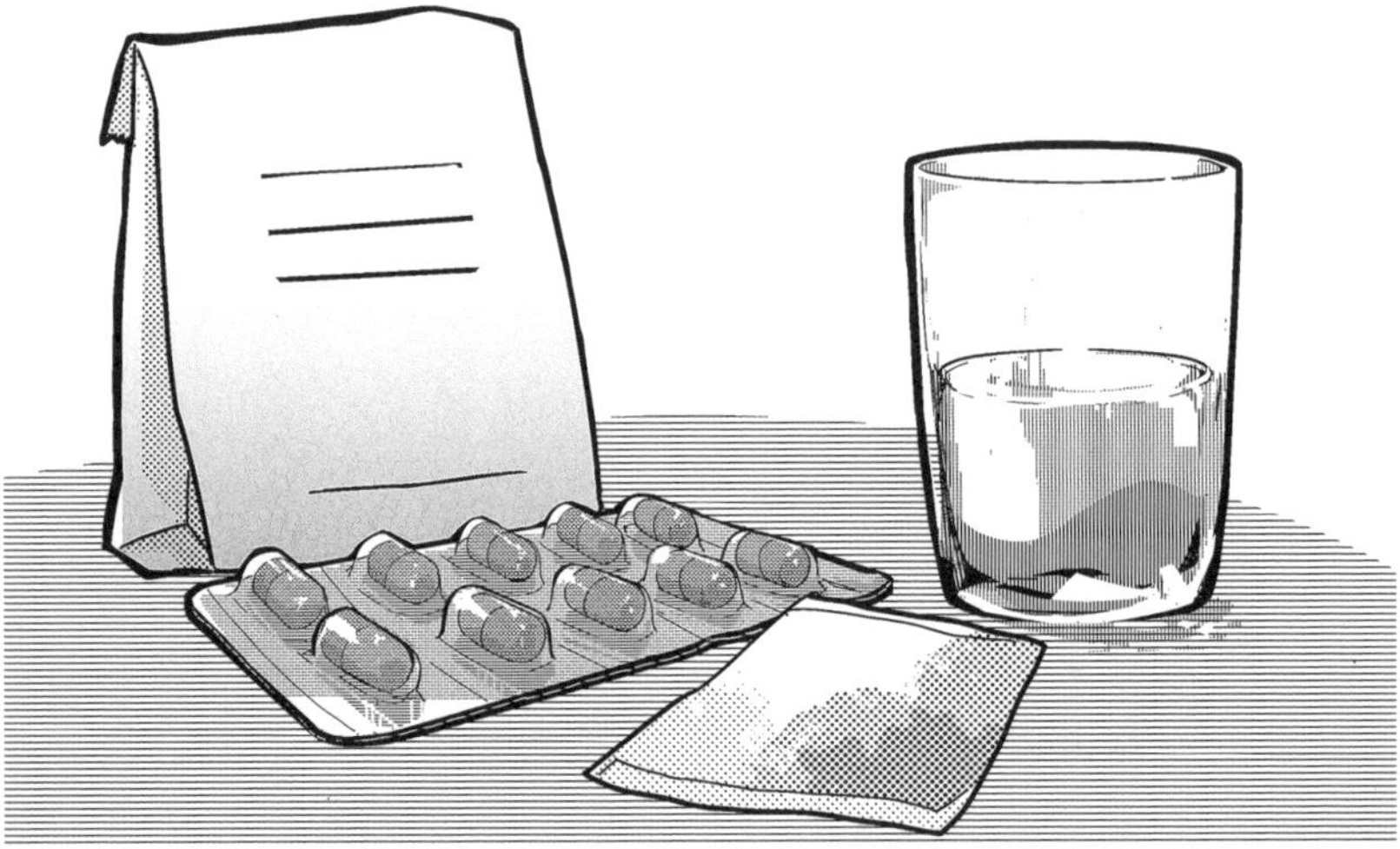

率の低さが挙げられます。イギリスと日本の比較の例で、帝王切開による出産時における新生児の死亡率は、日本はイギリスの5分の1といわれています［ヤクルト・バイオサイエンス研究財団主催「第28回腸内フローラシンポジウム」（2019年11月1日）での日英両国の産婦人科医の討論より］。

　これについても前述の通り、日本では抗菌剤である抗生物質の予防的投与をしていることに意味があると私は考えます。イギリス流にいえば、妊婦は何ら細菌感染症を呈しない健康な状態なので抗生物質を使う必要はない。

　しかし、日本は、外科領域では術前に予防的に抗生物質を投与することはほぼ日常的であります。多くの場合、その予防的使用が市中病院では安易に行われているともいえるのですが、その結果として、コロナの症例にもこれが幸いしているのではないでしょうか。

それから、アフリカ系アメリカ人や南部の高齢者の大半は、肥満で糖尿病や心臓病の人が多く、日本人と比べると肥満人口ははるかに多いです。

さらに、多分に栄養のバランスも高脂肪食であり、血栓（心筋梗塞）も多発すると考えられます。それに加え、個人の経済的理由と保険の問題で、前述の抗生剤の予防的な投与や初期治療（化学療法）をやらないため重篤化し、死亡例が増えたと考えられます。

我々はインフルエンザウイルス感染マウスに普通食と高脂肪食で実験し、後者のグループに心筋梗塞による死亡例が有意に多いことを見ています（未発表）。

ミニ知識

抗生物質（ここでは抗菌性の抗生物質）の語源は英語のAntibioticsからきている。生物（bio）に抗う（Anti）物質の意味。その由来はすべて生物起源であり、純然たる化学合成によるものは、原則としては、抗生物質には入れられない。強いていえば合成抗菌剤といえる。

抗生物質とは即ち、「微生物が産生し、他の微生物の発育を阻害する物質」と定義され、多くは放線菌（カビの一種）、カビ、細菌が産生する物質であり、細菌やカビ、ウイルス、ガン、寄生虫などの増殖を抑える作用を持つ物質とされている。いずれにせよ化学療法剤といわれる。

日本型の古い菌株のBCGワクチン接種は、死亡率の減少に寄与したのか

ＢＣＧワクチン（ウシ型結核菌のワクチン）接種の有無と、その用いたＢＣＧの種類（菌株）が新型コロナウイルスに対する防御に対してキーになっているとする説があります。

コロナによる死亡例多発の西欧諸国は、8年以上前からＢＣＧの接種を実施していません。日本は今でもＢＣＧは赤ちゃんのとき、基本的に生後5ヶ月〜1歳の間に1回投与しています。

ＢＣＧワクチンの大もとは、パスツール研究所から分与されたウシの結核菌由来のもので、日本型とロシア型の菌株などは古い菌株になります。たまたまそれが良かったのではないかといわれています。

ただ、西欧諸国でも旧西ドイツなど一部の地域では、古い株から新しい菌株を作り、使用されているところもありました。一方、旧東ドイツはロシア型の古い菌株が使われていました。

それに対し、より新型の菌株ワクチンが使用されている国もあるようで、日本やロシアなどの古い菌株とは違うものです。日本とロシアの死亡率は低く、ロシア型を使っていた旧東ドイツ地域は、新型株のワクチンを使っていた旧西ドイツ地域より新型インフルエンザの死亡率は大幅に低く（3分の1）、また、日本型を使っていたトルコは隣のイラン（西欧型の新しい菌株）よりも低死亡率だったという結果を見ると、古い菌株のＢＣＧワクチンが有効ではないかともいわれています。

このあたりの詳細な検討は、昭和大学呼吸器内科学の大森亨先生が、黒木登志夫先

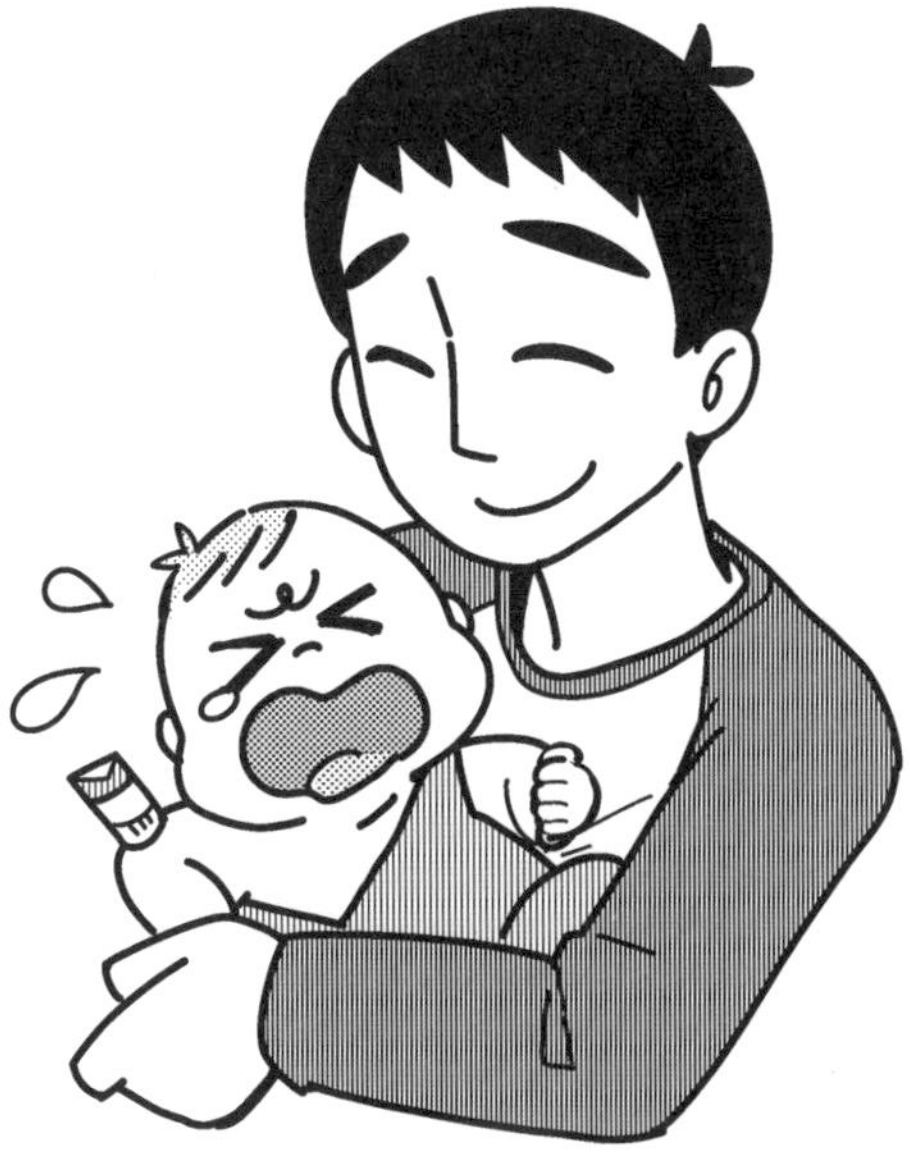

生主宰の21世紀構想研究会のレポート「コロナウイルス arXiv ＊（17）」（２０２０年6月30日付）に記載されています。
　結論として、新型コロナウイルスにはロシアや日本などのＢＣＧワクチン菌株は確かに有用のようです。これは本来ヒトが持っている非特異的免疫を活性化するためと考えられます。
　イスラエルの例では、ＢＣＧワクチンは新型コロナの予防に無効であったとの報告もあります。

収束が見えない中、「抗体価検査」と「交差免疫」への期待

抗体価検査とは、その人がこのウイルスにかかったことがあるかどうかを調べるものです。

もし抗体があれば二度目にそのウイルスが来ても、抗体がウイルスを中和し、再度かかることを免れる（だから免疫と命名された）ことになります。

ただし、コロナウイルスは高変異性なので、抗体が必ずしも有効とは限らないという説もあることは知っておきましょう。

しかも、この抗体の活性（力価）がいつまで続くかまだ分かりません。１週間程度という話もあります。天然痘やポリオの抗体は、一生涯にわたり力価が持続します。

しかし、同じウイルスでなくても、そのウイルスに類似の顔を持つウイルスにかかっていれば、抗体が違っていても守ってくれることが稀にあり、これを交差免疫といいます。

この点、結核菌のワクチンＢＣＧに対する抗体あるいは免疫力は、他の細菌やウイルスの感染を多少抑えると分かっています（自然免疫の活性化）。この交差免疫が日本での死亡者が少ない原因ではないかという説があります。

既に別の類似のウイルス、例えばインフルエンザウイルスのＢ型、あるいはＳＡＲＳ（サーズ）の弱毒化したウイルスなどで軽く感染した人が、これら低死亡率の地域（東アジア〜南アジア）に多くあり、その抗体がコロナウイルスの感染に対し交差免疫として感染を抑えているのではないかとする考え方です。

またコロナウイルスでも少量の場合、一

般的な非特異的な免疫力（自然免疫力）が充分あれば不顕性感染（感染すれども発症せず）となり、そのヒトの体内にはコロナウイルスに対する抗体ができます。そうすれば、今後このウイルスが来ても中和され感染しないか、重症化し死亡に至らずに済むという考え方もあります（ワクチンと同じ考え方）。賛否はあるものの、スウェーデンはこの方式（何もしない）をとっています。

　健康な人のうち何人くらいのヒトの抗体（血清）が陽性になっているか、多くの人が陽性化していれば、コロナウイルスの感染性が社会的には抑えられます。

　いずれにしろコロナに対する抗体価の測定は極めて重要で、その抗体の保有者の割合が60％以上であれば、社会は楽観的になって良いことになります。

　スウェーデンの調査結果では、「重症者ではほぼ１００％に中和抗体が見られる。ＰＣＲ陽性で無症状の人（不顕性感染）や軽症の人は中和抗体は微弱もしくは無いが、Ｔ細胞・メモリーＴ・Thが陽性になっており、軽症者では細胞性免疫が有効になる」と報告されています（文献19）。

人類はウイルスと闘って ここまで生き延びてきた

人間はこれまで、何度もウイルスによる感染症と闘ってきています。古代から知られている天然痘（人間が唯一撲滅したウイルス）をはじめ、狂犬病、エボラ出血熱、ポリオ、風疹、帯状疱疹もウイルスの仕業です。

いずれも歴史の中では多くの人々が命を落とし、世界中が右往左往し、公衆衛生学と医学、各国の政府が、その都度対応に翻弄されてきたのです。

分かっているだけでも世界中に約３万種類のウイルスがあり、そのうち、哺乳類と鳥類に感染するウイルスは約６５０種類あるといわれています。

ウイルスの多くは、ヒトに感染すると軽い風邪の症状を発症します。もしくは、ほとんど症状がない場合も多く、私達は感染したことにすら気づかないことも多いのです。

しかし、中には大変感染力が強く、しかも重症化するものもあり、ウイルスに感染して一つの町そのものがなくなったという悲しい歴史さえあります。

有名な話では、紀元前の古代ギリシャのペロポネソス戦争のときには、疫病が蔓延し、市民の６分の１が死亡してしまったそうで、結果アテネは亡ぶことになったともいわれています。

動物ウイルスには、限られた動物種に感染する特異性がある場合（例：ほぼヒトのみに感染するポリオウイルス）と、あまり種を選ばず多種類の動物に感染を引き起こす場合があります。インフルエンザはヒト、ブタ、鳥、水鳥、ニワトリなど広い宿主域を持っています。また、水鳥（カモ、アヒル）などは必ずしも病気にならず、糞便中にウイルスを排泄します。そのため、湖水中にもウイルスが見つかっています。新型コロナもＳＡＲＳもインフルエンザウイルスに似て、動物における感染の感受性は広い宿主域があるようです。

特異性の高いエイズウイルス、ポリオウイルスは主としてヒト↔ヒト、まれに霊長類間で感染します。ネコのエイズはヒトには感染せず、ポリオはほとんどヒト↔ヒトですがサルには感染します。

ヒトのインフルエンザは、ブタやウマ、さらに渡り鳥に感染します。このような感染を人獣共通感染症といいます。コロナウイルスも、おそらくこれに近い種類と思われます。

おわりに

前作『ウイルスにもガンにも野菜スープの力』を上梓したところ（幻冬舎、2020年4月刊）、健康上、特に有益な野菜のパワーについて、大変多くのメッセージが届きました。体調の改善、抗ガン剤治療中の方からは副作用の軽減、便通や肌つやの改善、化粧のノリがよくなった、等々です。今回は、前作よりもっと手軽に、やさしく分かるようなバージョンが欲しいとの出版社の意向があり、本書の上梓に至りました。

私自身は、大学で教育と研究に携わっていたアカデミアの人間ですので、通り一遍のいわゆるレシピ本を書くことには気乗りせず、現実的な条件での実験事実に基づき、野菜の有用性を理論的に説いております。

また、現今の新型コロナは、インフルエンザと類似の感染症の問題です。かつて30年以上前に、インフルエンザの病因論を分子レベルで解明した者として、テレビやメディアで解説されている目線とは異なった角度で、野菜スープの持つ「抗酸化能」や「免疫の活性化能」、さらに加えて「腸内細菌に対する食物繊維の有用性」も含め、野菜スープが感染予防の立場からも有用であることを論じました。

インフルエンザの病因論に基づけば、コロナウイルスの問題も、ウイルスそのものの毒力もさることながら、ウイルス感染によって引き起こされるサイトカインストームに随伴して起こるフリーラジカルストームによる病原性の問題であると考えられることは、本書で述べた通りです。そして、野菜スープの抗酸化力（ファイトケミカル）と、加熱スープにより溶け出してくる食物性繊維成分により、腸内の善玉菌を増やし、腸内フローラを改善することでも、免疫力を上げることが期待できます。インフルエンザウイルスやコロナウイルスの問題に、やや深入りして論じた内容でありますが、アカデミアの知見が、実生活におけるガンやウイルスの予防策として読者の皆様に役立てば幸いです。

尚、より詳しく学術的・専門的に深い内容は、前田浩著『活性酸素と野菜の力　改訂増補』（幸書房、２０２０年10月刊）を御覧ください。

15. T. Akaike, H. Maeda, K. Maruo, Y. Sakata and K. Sato: Potentiation of infectivity and pathogenesis of influenza A virus by a house dust mite protease. *J. Infect. Dis*., 170, 1023-1026 (1994)

16. A. Katsnelson: What do we know about the novel coronavirus's 29 proteins, *Chem. Eng. News* (米化学会), 98 (15), pp19-21, April 1 (2020)

17. L. K. Boerner, Protein mapping finds 69 potential treatments for COVID-19, *Chem. Eng. News*(米化学会), 98 (12), p.4, March 26 (2020)

18. Michael B. A. Oldstone: Viruses Plagues, & History, *Oxford Univ. Press*,172-186 (1998)

19. T. Sekine et al.: Robust T cell immunity in convalescent individuals with asymptomatic or mild COVID-19, *bioRxiv preprint*, doi: https://doi.org/10.1101/2020.06.29.174888, June 29 (2020)

20. 新型コロナ、日本で重症化率・死亡率が低いワケ, *東洋経済ON LINE*, 7/17 (2020)

21. P. Sinha, M. A. Matthay, C. S. Calfee, Is a Cytokine Storm Relevant to COVID-19 ?, *JAMA* (Journal of the American Med. Assoc.) *Internal Medicine*, Published online June 30 (2020)

22. T. Akaike., A. Molla, M. Ando, S. Araki and H. Maeda: Molecular mechanism of complex infection by bacteria and virus analyzed by a model using serratial protease and influenza virus in mice. *J. Virol*., 63, 2252-2259 (1989)

23. M. Wadman et al.: *Science*, vol.388, No.6489, p.356-358, April 24 (2020)

参考文献

1. T. Oda, T. Akaike, T. Hamamoto, F. Suzuki, T. Hirano and H. Maeda: Oxygen radicals in influenza-induced pathogenesis and treatment with pyran polymer-conjugated SOD. *Science*, 244, 974-976 (1989)

2. T. Akaike, M. Ando, T. Oda, T. Doi, S. Ijiri, S. Araki and H. Maeda: Dependence on O2- generation by xanthine oxidase of pathogenesis of influenza virus infection in mice. *J. Clin. Invest.*, 85, 739-745 (1990)

3. J. Wu, Tackle the free radicals damage in COVID-19. *Nitric Oxide*, 102, 39-41 (2020)

4. A. Olena., Insight into Dexamethasone's Benefits in Severe COVID-19, Jun 19 (2020) *The Scientist*

5. T. Akaike, M. Suga and H. Maeda: Free radicals in viral pathogenesis: Molecular mechanisms involving superoxide and NO. *Proc. Soc. Exp. Biol. Med.*, 217, 64-73 (1998)

6. S. Fujii, T. Akaike and H. Maeda: Role of nitric oxide in pathogenesis of herpes simplex virus encephalitis in rats. *Virology*, 256, 203-212 (1999)

7. T. Akaike, S. Fujii, A. Kato, J. Yoshitake, Y. Miyamoto, T. Sawa, S. Okamoto, M. Suga, M. Asakawa, Y. Nagai and H. Maeda: Viral mutation accelerated by nitric oxide production during infection in vivo. *FASEB J.*, 14, 1447-1454 (2000)

8. T. Akaike, and H. Maeda: Nitric oxide and virus infection. *Immunology*, 101, 300-308 (2000)

9. T. Akaike, S. Okamoto, T. Sawa, J. Yoshitake, F. Tamura, K. Ichimori, K. Miyazaki, K. Sasamoto and H. Maeda: 8-nitroguanosine formation in viral pneumonia and its implication for pathogenesis. *Proc. Natl. Acad. Sci. U S A*, 100, 685-690 (2003)

10. J. Yoshitake, T. Akaike, T. Akuta, F. Tamura, T. Ogura, H. Esumi and H. Maeda: Nitric oxide as an endogenous mutagen for Sendai virus without antiviral activity. *J. Virol.*, 78, 8709-8719 (2004)

11. 前田浩,活性酸素と野菜の力,*幸書房* (2007)

12. 庄司真, 気象と感染症流行の相関に関する研究第二報―インフルエンザ流行の拡大因子は気温か、湿度か、その他か, *抗酸菌病研究所雑誌* (0910-6073)40巻2号, 95-106 (1988.10)

13. 庄司真, 気象と感染症流行の相関に関する研究(第3報)平均気温による感染症流行予測―試案, *仙台市衛生試験所報* (0387-9771)14号, 117-120 (1985.10)

14. T. Akaike., A. Molla, M. Ando, S. Araki and H. Maeda: Molecular mechanism of complex infection by bacteria and virus analyzed by a model using serratial protease and influenza virus in mice. *J. Virol.*, 63, 2252-2259 (1989)

前田 浩（まえだ・ひろし）

医学博士／農学博士。ハーバード大学ガン研究所研究員を経て、熊本大学名誉教授、バイオダイナミックス研究所理事長、大阪大学招聘教授、東北大学特別招聘プロフェッサー。副作用のない抗ガン剤の研究（EPR効果の発見）でノーベル賞候補（2016年）、世界で最も影響力のある化学者トップ5に与えられるトムソンロイター賞を受賞（2016年）。

コロナから身を守る 最効の野菜スープ

2021年2月10日　第1刷発行

著 者
前田 浩

発行人
見城 徹

編集人
福島広司

編集者
相馬裕子

装幀
石川直美（カメガイ デザイン オフィス）

カバー写真
Timolina/shutterstock.com

本文イラスト
una

本文デザイン・DTP
美創

発行所
株式会社 幻冬舎
〒151-0051 東京都渋谷区千駄ヶ谷 4-9-7
電話：03（5411）6211（編集）
03（5411）6222（営業）
振替 00120-8-767643

印刷・製本所
中央精版印刷株式会社

Printed in Japan
ISBN978-4-344-03750-2 C0095
幻冬舎ホームページアドレス　https://www.gentosha.co.jp/

この本に関するご意見・ご感想をメールでお寄せいただく場合は、
comment@gentosha.co.jp まで。